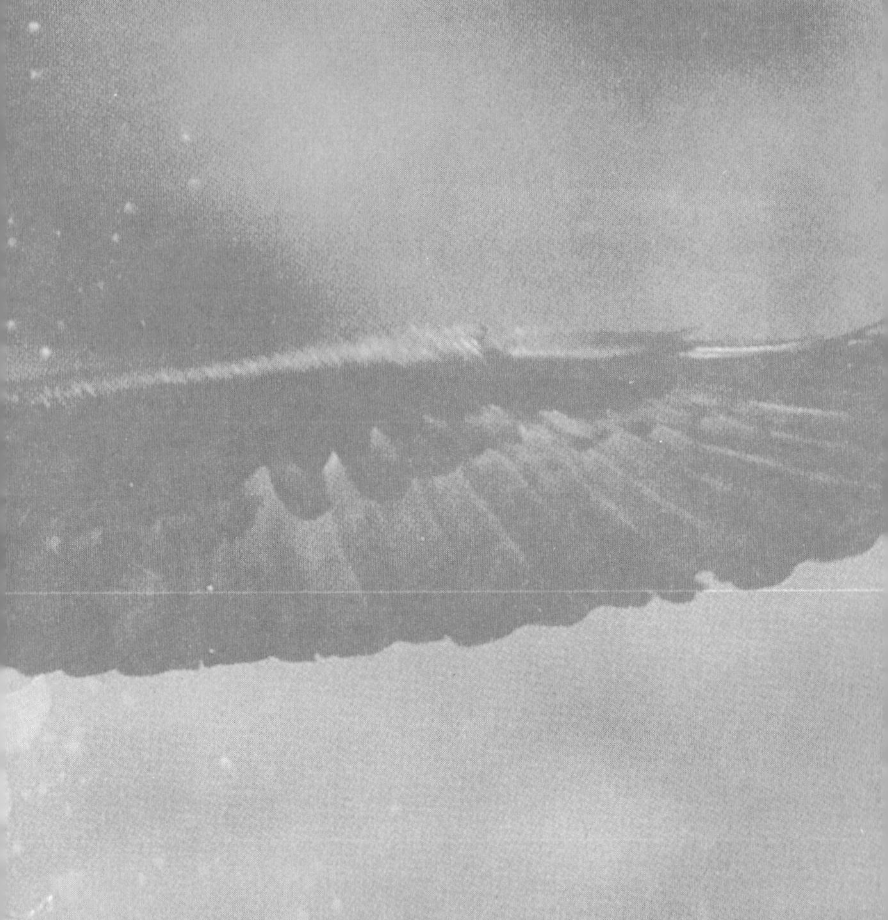

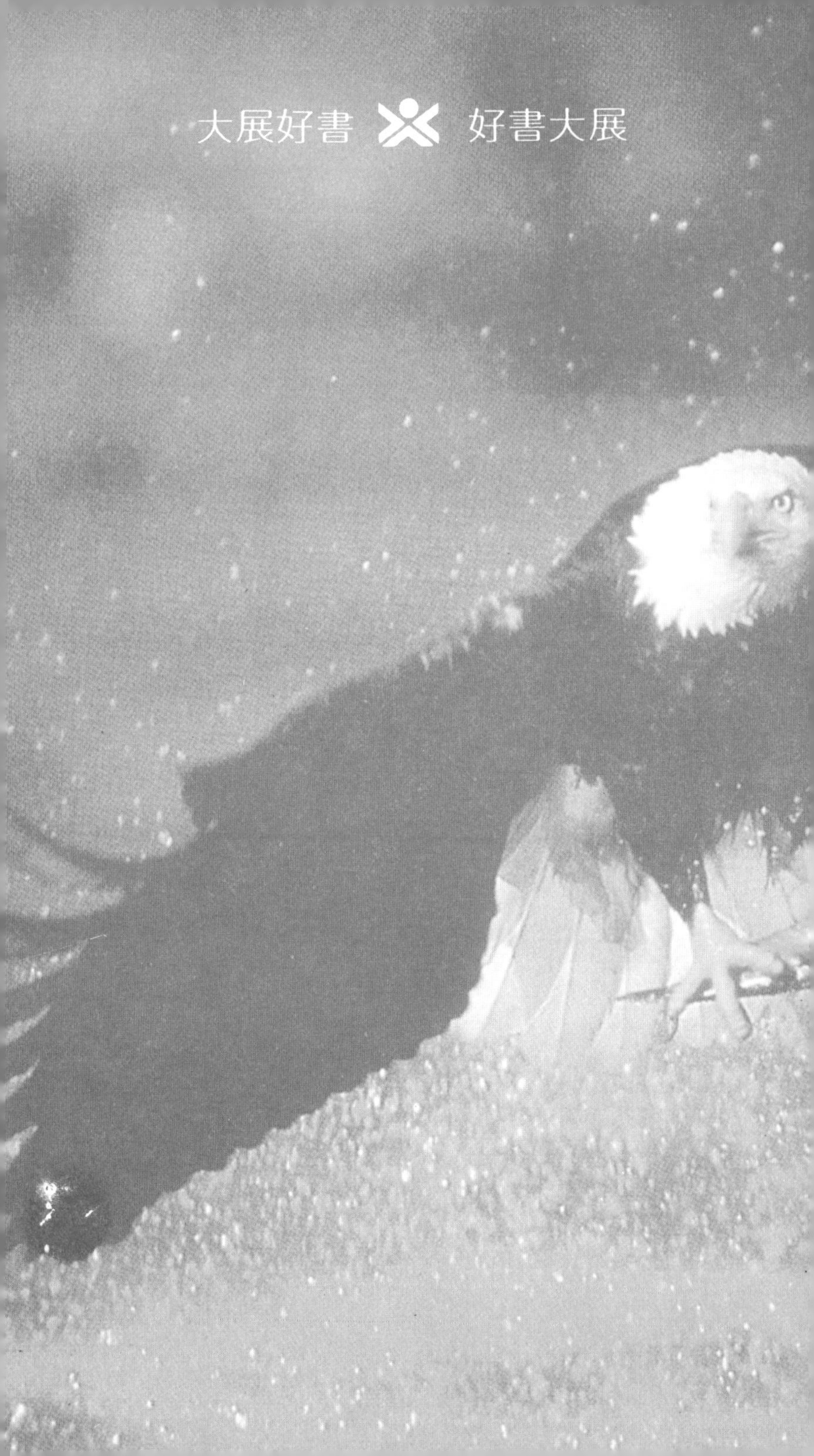
大展好書 好書大展

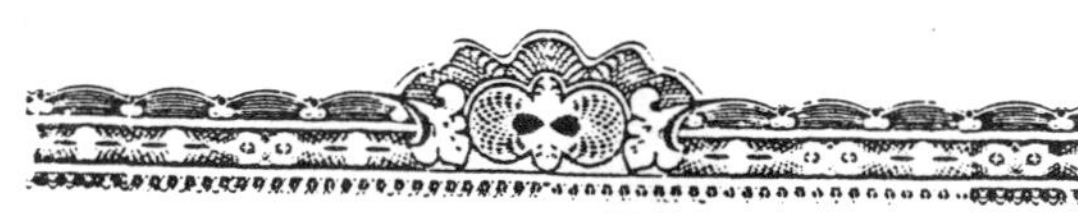

香煙能防止癡呆

高田明和／著
楊鴻儒／譯

序章　香煙能防止癡呆嗎？

平均餘命與活動餘命　近來隨人口高齡化，人們關心的問題集中在如何安度餘年及死亡的憂慮。

人類的平均壽命正逐年延長，然而我們真的長壽嗎？自一九五〇年到近年來的壽命（平均餘命）確實有延長，但五十歲人的餘命，也就是五十歲過後的壽命卻幾乎沒有延長，因此所謂平均壽命延長乃是因分娩、生產或嬰幼兒保育時期的死亡率減少所致。

然而癡呆性或長年臥病在床的老人增加的同時，對老人生活品質（quality of life）與近來壽命延長均產生相當大的質疑。

我們的體力與智能衰退的速度有否較過去緩慢，例如，五十五歲男性的身心是否較二十年前同年齡男性更年輕呢？老年期確實已延長，使屆齡退休後的人生也變長，人們為避免面對這種漫長無聊時期而希望延長工作時期，使一般企業屆齡退休的時間相對延長。根據對一般大衆做的問卷調查顯示，表示希望工作到六十五歲或一生都工作的占了多數，這種意願的確應給予很高的評價，但是實際能力真能隨年齡增長而增加嗎？

以女性來說，二十幾歲到三十出頭期間是生產適齡期，這時期絕不能延長的原因與高齡後的荷爾蒙變化及停經有很大關係。反觀男性，棒球、相撲等運動選手的退休時期反倒提早了。

如此看來，所謂的「活動餘命」（非身心殘障、能過正常生活的時期）似乎並無延長，或許五十五歲男性在能力上並無太大變化，但從近年來電腦等高科技的進步，可看出年輕人確實較能適應種種變化，使年長者也不得不面對逐漸被取代的事實。

如眼睛、牙齒等器官的衰退、記憶力、理解力降低等身體方面的老化現象，均與所謂「壽命延長代表變年輕」的說法相違背，使人們誤以為只有自己老化而煩惱不已。

事實上，人原本應配合自己的年齡，享受樂趣、度過人生，如果依照他人標準來思考結果通常是自尋煩惱而忽視對短暫餘生的規劃。

抽煙與防止癡呆的關係　近來社會上對抽煙與飲酒產生相當大的排斥感，尤其抽煙更被大衆冷眼對待，禁煙的空間逐漸加大，抽煙如何損害健康的論點充斥大衆傳播媒體，包括香煙等危害人生的嗜好品，是否只是一種浪費而該戒除呢？長久親近人類的香煙真的毫無價值嗎？我有很大的疑問。

以精神分析聞名的弗洛依德，據說是老煙槍，其晚年曾因健康上理由而不得不暫時戒煙時，說過這句話「戒掉抽煙如此美好的習慣，讓我對知識的關心程度大幅減退」，後來他因癌症在八十三歲去世，其原因或許是抽煙導致的。抽煙可能造成心臟病、癌症等危險疾病，和香煙可解除精神緊張和壓力的優點，從生活品質方面來考量，各人應該有其取擇的權利。

最近我接觸到老人癡呆症或帕金森氏病的發病率降低，與抽煙有關的報告。出現所謂癡呆症狀的老人患病率是否與抽煙有關，而抽煙行為可以安定精神，尼古丁刺激腦部可防止老化等疑問均值得研究，因為如果抽煙確實損害健康，則有必要告知其危險性，實在不應將抽煙者視為罪犯對待。

尼古丁等依存症並非疾病，有些學者並未將酒精中毒（酒精依存症）及毒品依存症列入「疾病」的範疇，因為凡將其視為「疾病」處理進行醫療或心理咨詢等治療，結果幾乎都不成功。

依存症是依個人性格、環境、社會地位、經濟狀況對現狀與未來產生不安等各種因素形成的。舉一個最典型的案例，在越南作戰的美軍雖廣泛使用毒品，不過歸國後幾乎不再沾上毒品。

公司的經理在戒掉長年吸煙習慣後，多數情況下會趁機告誡年輕人「要及早戒煙，這是我個人的經驗」，但他所持的理由可能是自己身心兩方都達到必須戒煙的狀況。

香煙問題和多數社會問題、經濟問題、個人精神或身體上的問題都有關聯，如果尼古丁依存症只除去尼古丁就能解決問題，禁煙運動也許會成功。但若視依存症為心理問題，那人類必須尋求他種值得依存的對象。

目錄

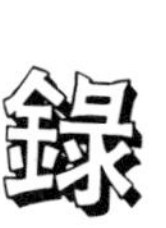

第一章　人類如何和嗜好品交往

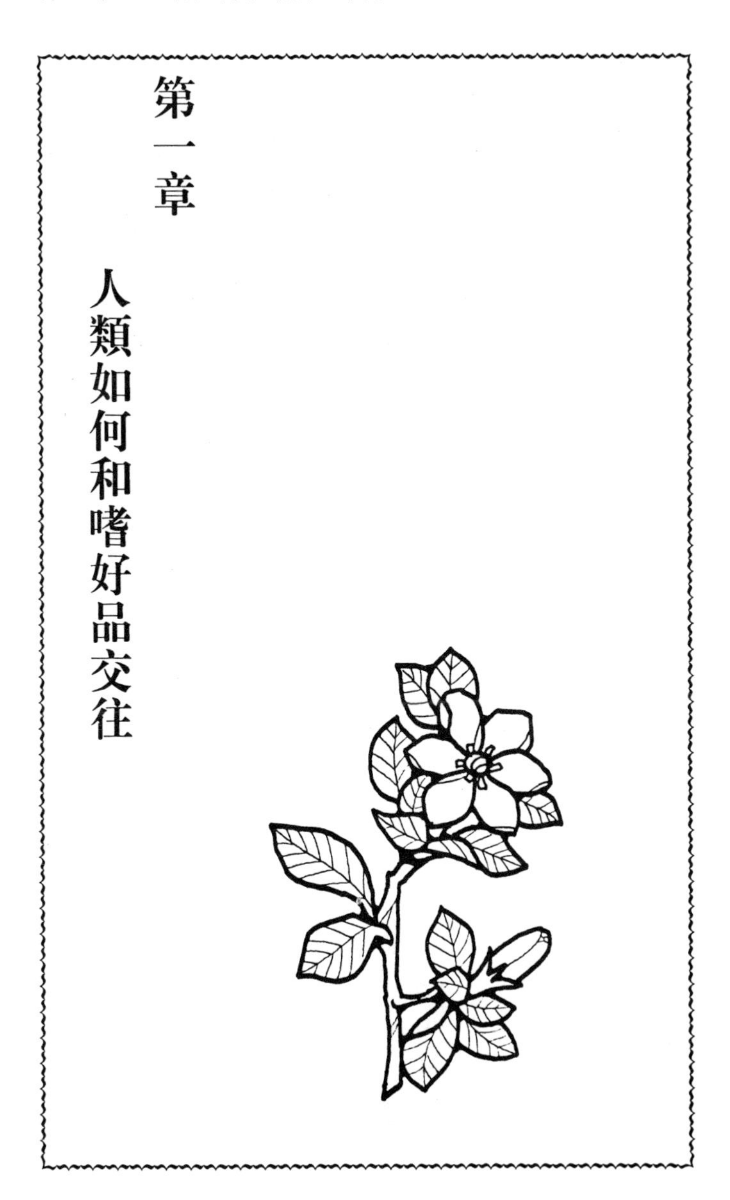

1.人爲什麼渴望嗜好品

嗜好品與道德觀念

多數人對煙、酒、咖啡、香水等的罪惡感是模糊的，人爲何要吸煙、爲何明知流連夜店飲酒是浪費金錢還照作不誤呢?

我們想像中的偉大人物通常是指專心工作，對社會有所貢獻的人，即使無法成爲這種人也沒有人否定這種生活方式，但如果是家中一員或朋友，是否容易相處就另當別論了。

許多事業方面，傑出、多金卻對女性和酒揮霍金錢的人，仍被視爲危險人物，尤其在日本人既有的觀念中，視金錢與時間爲生存所需、應該使用，自己有支配金錢的權利，除此之外的支出就是浪費。因此以第三者來看，並不是「値得尊敬的人」。

在日本很重視修行，認爲刻苦耐勞者才能成功。在短跑競賽中，過去只一味地練習奔跑，選手也一定是身材瘦長的人，可是國外卻較注重上半身擺動的重要性，所以也訓練舉重，才有肌肉發達型的選手出現。

在棒球方面，始終苦練打擊，甚至到深夜。尤其在現代生理學强調訓練其他方面的肌肉也極爲重要的情形下，教練依然執行嚴厲持續的訓練，可從相撲的例子中了解到真相。

相撲界特別推崇熱衷態度的訓練，不積極的力士會遭同僚排擠，從最近多數力士受傷的情形讓人懷疑與訓練過度有關。人類身體使用過度會產生疲勞，過度的訓練可能導致骨折、挫傷、韌帶斷裂等運動傷害。過去力士縱情到花街柳巷尋歡作樂，以發洩心理的鬱悶，反觀現在被認爲是國技、神事的相撲社會，力士則被要求成爲社會一般人行爲上的典範。

前月覺寺派管長的朝比奈宗源老師在《碧巖錄講話》一書中有如下的記載，「西田幾太朗先生青年時期的日記中描述到某僧堂參拜時，看到所謂『除策』的行腳僧，儘情歡樂從事相撲的活動，斥爲毫無修道之心而感到憤慨」。

之後有以下的敘述。

「遵守法規的尊嚴和被允許儘情歡樂，表面上看來似乎相反，但只要秉持一貫的精神就不該遭排斥，當然追求緊張與精進是一種理想目標，但有可能弄巧成拙而陷入無爲無能的生活。」

亦喻要人類始終維持認真的態度去生活，是不可能得到樂趣的。

追求變化的人類

前面提到，凡從事生活必須之外的事都被視爲浪費。

但我們並不希望每天從事單調反覆的工作，對食物也要求每天都有變化，雖說以營養學觀點來看，只要維持均衡，每天吃相同食物也沒關係，但如果連續二、三天都吃同樣食物，即渴望換點其他的口味，有人將這種情形解釋爲身體對缺乏養分的需求，其實不然，只是希望有變化而已。

只要對人體結構稍加研究，能接受進化論物競天擇的說法，就能理解其中的道理，在此並不包括道德層面的因素，亦即對強健體魄、高度智能的生存保證。

爾後人類以群體活動，對領導者賦予特權，同時領導者也需具備保護組織的責任，領導者本身被要求勇敢、努力、貢獻情感予伙伴，以便在社會成熟時挾著強大的領導力才能贏得集團間的勝利而生存下來。

在社會成熟之初，工作開始分工化，智能高的人則擔任經理，立案等領導職位，組織能力强的人則發揮其政治、行政方面的才能，爲安定社會並取得周遭人的信賴，這些人均需具備道德方面的操守。

然而我們的身體並未因道德而有任何改變，在此與適者生存的論點產生道德上的乖離。

「刺激」的作用

嗜好品以外國語解釋為何？德文是「genub－mittel」即帶來享樂的物質，而英語和法語則稱為「stimulants」就是刺激物的意思，以歷史觀點來看，刺激因素又較享樂更為强烈。

以茶葉為例，傳聞是由建仁寺開山始祖榮西禪師自宋朝帶回日本，榮西禪師在宋朝時死於日射病，史料中稱為「患癉」，所謂的癉就是膽囊炎。曾有記載「一老翁讓我飲茶，迅速治癒癉」。

有關茶的效能，白隱也有如下記載。

「夫茶之能者，以苦為體，故善養心臟，心臟治癒時四臟治平，明惠上人曰，茶能除睡眠，修道之人必喫之故也。」（《臘八示衆》）。

由此可知茶在古代是去除睡意的刺激劑，亦當作藥物使用。事實上刺激物在摒除浪費、視奢侈為惡、修行為德的日本社會中，其存在方式並不多見，若將喫茶當作一種自我修行、鍛鍊身心的方法，那任何人都會斥之爲浪費。

茶也可做爲藥物使用。茶葉含多種維他命等營養素，確實有益健康。茶在古代，特別是高級的抹茶，屬於高價的貴重品，如果當作刺激物來攝取，可能被視爲奢侈，若只爲了攝取維他命，那更沒必要購買這種高價茶。

若將修行與消除睡意的效能結合，就被允許爲「修道之人必喫的東西」，即使是刺激物，爲加深自我修行就可攝取。

社會生活與嗜好品

西歐文化不涉及上述事項，純粹爲刺激身體才攝取嗜好品（刺激物），這種明確的想法使他們從不產生罪惡感，甚至擁有越多的嗜好品越能代表財富及身份地位的象徵。

若從人類生理方面推敲就會發現十分有趣的現象。史前人類或許基於需要上的理由，才成爲領導者獨占的物品，他們除了具備精神、肉體上優良素質外，也需受到刺激物的刺激，才更能發揮力量。

人類體質在現代社會體制下並無變化，但同樣需要嗜好品的理由卻被視爲奢侈浪費，尤其當嗜好品與健康問題和社會環境等問題相衝突時，就形成很大的爭論。

香煙被指是導致肺癌、心臟疾病的危險因子，更污染室內環境（清淨空氣）品質。我個人並非香煙的擁護者，但人類若缺乏必須的刺激物，可能爲社會帶來很大的負面影響。結果可能轉而追求其他的刺激，諸如近年來毒品，尤其是古柯鹼的猖獗，有人認爲即是禁煙過度所致，這些替代的刺激物被禁的結果，提升人類精神上的不滿足，導致社會不安定，正如朝比奈宗源老師所言，可能形成無朝氣、活力的社會。

人類是不可能僅靠理想過生活的動物，在歷經生存競爭長久進化過程，並未變成理想、有道德之人，這點必須理解。

目前世界各地內戰不絕，暴力犯罪事件有增無減，甚至有人說冷戰後，世界變得更不安定，這種論調不僅使人心惶惶，對未來也充滿不安，卻已是意料中事。

人們從早到晚終日工作，不可能不接觸到嗜好品，這是事實，並非善惡的問題，認同這個事實才有對策可言。

2.尋求食鹽和胡椒

做為奢侈品的香辣調味料

歐洲歷經希臘羅馬時代進入中世紀時，散居各地的人們開始建立封建制度。其文化是以農耕爲主，因生活不富裕所以騎士們的生活和穿著與一般平民並無太大差異，於是在人類階級意識下，支配者階層開始排斥粗野及平民性的事務，而逐漸發展出異於一般人民的生活方式，他們必須做到平民望塵莫及之事，其中之一即是僅限於支配者階層間的往來，其二是用奢侈的日常用品。

在所謂的奢侈品中，香辣調味料扮演很重要的角色。歐洲內陸視食鹽爲維持生命及味覺不可或缺的貴重品時，是四面環海的日本無法理解的事。當然日本也有視食鹽爲潔淨之物，撒下去的所謂的「鹽撒」，即是出自於對食鹽尊敬的心態。歐洲拉丁語中稱食鹽爲「sal」代表無病無災之意而衍生出「salus」的用語。將食鹽供奉神祇，治療疾病，並做爲辛辣調味料。聖經中的「地之鹽」即其精神上的代表用語。

占人類及生物生存重要地位的食鹽，只要近海岸的地域均可豐富取得，所以擁有食鹽其實與財富並無直接關連。然而胡椒就完全不同，胡椒等香辣調味料雖非生存必須品，但有主宰食物味道及提高味覺享受的效果，在歐洲並未生產的情形下，就成爲必須仰賴東方神秘之國進口的高價品。

胡椒象徵財富

中世紀的支配階級視香辣調味料，尤其是胡椒爲代表家族風格的物品，事實上其消耗量也與當時的家庭地位成正比，據當時書中記載，一人份菜餚消耗約一·五公克的胡椒，顯見其使用量之多更甚於現代。

胡椒不僅做爲調味料，也成爲向他人示好餽贈的媒介，原因即是它屬高價品，且又來自神秘東方之國。

除胡椒外，如肉桂、薑、蕃紅花等，人們在享受其料理的同時，也讚賞著主人的地位與財富，這些香辣調味料甚至也做爲國與國之間的贈禮，及遺產繼承和貨幣的代用品。

進入中世紀末期，在市民階層出現富裕情況時，也均效仿貴族的奢侈行爲，使胡椒消耗量大增。然而穿越印度洋到埃及，再由亞歷山大港經地中海越過阿爾卑斯山到達歐洲中部之間的路程太過遙遠，費用也太高，才由哥倫布及達伽瑪開啓尋求香辣調味料，尤其是胡椒的海路之旅，揭開了衆所周知的大航海時代之幕。

十七世紀前香辣調味料占世界貿易交易的首位，然而不久隨殖民地被征服便失去其神秘性，使胡椒等香辣調味料逐一脱離人類嗜好的主體，因爲此時也受來自殖民地咖啡、茶、巧克力、砂糖等新的嗜好品輸入的影響。

香辣調味料的風行演變，亦喻人類生物尋求永無止境刺激的心理。

刺激物的效能並不僅限對身體感覺器的物理化學刺激，也對人類腦部幻想需求的刺激，新的刺激物若能達到諸效能，即可順理成章的替代過去的刺激物，對人類來説，過去的刺激物此時已成爲陳腐之物，只不過是日常中的調味料而已。

3. 飲酒的傳統

西洋的飲酒傳統

常言道「酒是百藥之首」，如果説酒精也是隨人類歷史而被飲用，並不過分，事實上飲用酒精的歷史和其他嗜好品一樣，有密不可分的關係。

酒精在中世紀歐洲是嗜好品也是食物的一種，每逢發生大事就喝啤酒或葡萄酒，當時除將其做爲食物外，也做爲慶典上的飲料，用來祝福他人健康或宣誓友情，祭拜時也用，視爲一種義務。必須乾杯非喝到步伐蹣跚或醉倒的地步不可。

日本江户時代初期雖也有所謂的賞花酒，但做爲社會上酒宴的儀式並不多，因爲日本人是先天缺乏所謂的脱氫醛酵素的體質，很容易宿醉，缺少這種酵素的人，只喝一杯就會心悸而感到不舒服，以致有人吃奈良漬也會醉，那是由於酒精被分解後形成的乙醛使人不舒服，不過這種情況在歐洲卻很少見，西洋一般人能喝多量酒，是因分解乙醛的脱氫醛活性强烈所致。

中世紀歐洲的酒宴上未喝到醉倒就停止的，被認爲是對其酒伴的侮辱，「逃跑」即是宣布敗北，這種盛況自六世紀時德國日耳曼民族的遷移到十六世紀，持續了一千年。

飲酒形態的改變

進入十七世紀後，酒宴習慣雖逐漸受到批判，但實際消耗量卻絲毫未減。由宗教改革者路德所倡導的飲酒批判，雖發佈乾杯的禁令卻未獲得預期中的效果。事實上若要改變原有的飲酒習慣，除需配合社會生活、勞動條件，判定更嚴格的法規外，更需尋求一種更具魅力的飲料替代品，而最能符合以上條件的物質，就是登陸十七世紀歐洲大陸的咖啡。

然而能享受嗜好品變化的，仍僅限於中產階級以上的人，下層勞動者仍只有藉助酩酊的飲酒來逃避悲慘現實的一面，而逐漸形成飲食生活中不可缺少的部分，這種情況在十九世紀產業革命之際尤爲顯著，因爲當時出現以蒸餾方式大量製造出酒精成分更高的琴酒（火酒），也間接對飲酒量的增加產生了推波助瀾之效。

酒精成分比啤酒、葡萄酒高出十倍的火酒，能達到短時間及經濟上的酒醉效用，這點更符合產業革命時代的步調。然而在英國卻造成傳統生活形態遭破壞的變化，有人稱爲火酒傳染病，就是用酩酊帶來的麻痺及中毒現象。

火酒亦改變了飲酒形態，使過去視飲酒文化爲集體行爲演變到傾向孤獨、麻痺，不過這種現象僅出現在產業革命的歐洲和美國。

酒精在嗜好品中占有刺激與麻痺神經的特殊地位。

4. 咖啡的出現

咖啡登陸歐洲

一五八二年奧格斯堡醫師雷翁哈爾特・拉波夫出版的中東遊記「東方諸國之旅」一書

中記載，土耳其及阿拉伯人飲用一種像墨汁的黑色飲料。

根據阿拉伯醫藥書籍的記載，咖啡在十世紀已經做爲藥用物品，被十五世紀的回教世界視爲一般性飲料，可見在禁止飲酒的回教社會中，亦期盼不含酒精，但能使人麻痺清醒、提高智力的飲料出現。

當時歐洲對這種東方社會中具有苦味的飲料並未表示太大興趣，不過進入十七世紀後即隨突如其來的巧克力、茶、香煙等嗜好品一起登陸歐洲主要城市，當時人們不僅視其爲嗜好品，也當作具有「强化肝膽」、「清淨血液」、「刺激食慾」亦「抑制食慾」、「排除睡意」亦「促進睡眠」等，對身體各部均有效能的藥物，且任何書籍中均肯定其清醒及紓解心情的作用。

在十七世紀的英國，更認爲咖啡能提高精神性興奮、有抑制性慾的作用，爲此凡單身的聖職者均被勸告飲用，使其作用的發揮與清教徒主張的禁慾主義不謀而合。

此時咖啡的普及與社會思想變遷，亦發生密不可分的關係，十七、八世紀重視勞動價值的人們，更視咖啡爲延長勞動時間的飲料而格外重視，相反地，也因此導致人類犧牲健康換來的勞動生產力提高而受到强烈指責。

寺田寅彥與咖啡的邂逅

咖啡如何被日本接受的呢？

在寺田寅彥發表的「咖啡哲學序說」一書中有如下的隨筆：

「八、九歲左右照醫生指示開始飲用所謂牛奶的飲料，當時並非是一般大衆的嗜好品，也非常吃的營養品，主要做爲體質衰弱的藥用品。」

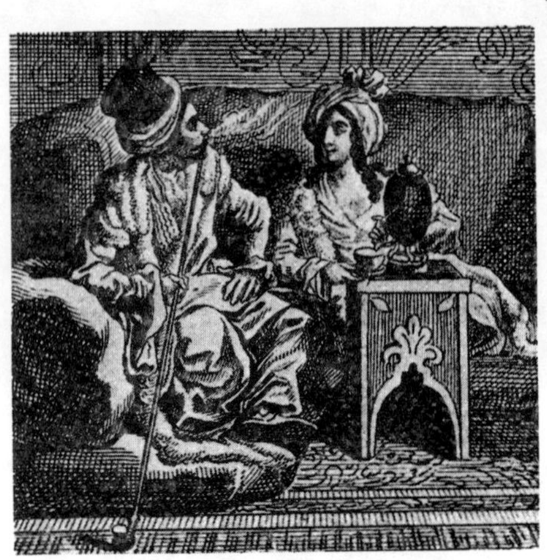

飲用咖啡的土耳其人（16世紀）
沃夫康克‧西威爾著「樂園、味覺、理性」

「最初飲用的牛奶」像不好喝的「藥物」。

「爲使牛奶容易入口，醫生則不忘加入少量咖啡，就是將咖啡粉末放入棉布小袋內浸泡熱牛奶中，類似中藥泡製的感冒藥，這種生平第一次品嘗咖啡香味的經驗，使鄉下少年的我完全陶醉在對一切異國情趣事物不成熟的憧憬下，這種南洋、西洋式的香氣，就像自未知的極樂鄉遠渡重洋吹來的一陣薰風。

寺田寅彥的說法明顯表示出嗜好品對人體物

理化學與精神上刺激的重要性。對歐洲人而言，胡椒、咖啡、茶葉等物質讓人嚮往神秘的東方樂園。至於不具精神上刺激的嗜好品，不常被用與藥物或嗜好品依存症的心理因素有重要的分別。

十七世紀接觸咖啡的歐洲各地人們，眼見其迅速成為日用飲料的過程，各國政府遂針對咖啡進口導致本國貨幣外流的情形制定出一套因應的對策。例如，法國與荷蘭在其殖民地開墾咖啡農園，以防止貨幣流入阿拉伯國家，英國東印度公司更發揮其市場上的力量，以茶取代咖啡成為本國代表性的嗜好品。

但同樣是嗜好品的咖啡與茶，在本質上並無差異。據當時英國記錄「茶葉可促進身體爽快的活動，對劇烈的頭痛、目眩特別有效，還可排除心煩」以及「使頭腦清醒、提高記憶力」等，具有與咖啡相同的效能。

咖啡和茶正如寺田寅彥所言，能刺激歐洲人對異國的嚮往，這種效能深受貴族的肯定，為知性活動帶來滿足感。

寺田寅彥對咖啡等「浪費」的說法也有如下的論點：

「酒或咖啡等物質從所謂的禁慾主義的眼光來看，只是有害無益之物，但從藝術哲學的觀點，均能爲人類精神、肉體上帶來類似的效果。人們過度沈醉在禁慾主義的哲學論點中，往往會發生如羅馬年輕哲學詩人自殺的悲劇。」

另外對咖啡的清醒作用也有以下記載：

「宗教使人酩酊、麻痺官能的效力和酒有類似之處，而咖啡使官能敏銳、提高洞察力的作用似乎與哲學有相通之處。因酒或宗教引發的殺人事件不少，但因沈醉哲學或咖啡中而犯罪的人卻相當少，前者是主觀性的信仰，後者則傾向客觀性的懷疑。」

5.香煙的普及

哥倫布與香煙的邂逅

一四九二年十月爲尋求黃金橫越大西洋的哥倫布，登陸在今日的巴哈馬群島中的聖·薩爾瓦多島，他們接受原住民所贈的珍奇水果和木製矛槍，以及有著「濃厚香味乾燥的植物葉片」，這些葉片即今日的香煙。

即使未達哥倫布原本尋求黃金的初意，卻意外接觸到前所未見的新奇事物，尤其更對香煙留下頗有趣的記錄。

「我們遇到手執火把的原住民，並隨身攜帶乾葉片以備吸煙之需。」所謂的火把乃是今日雪茄的雛型，即「原始的雪茄」。

在哥倫布目擊吸煙前，傳聞已有香煙在美國以外的地區被使用的記錄，例如，羅馬時代的埃及，即發現羅馬士兵所使用的煙斗或中國元朝有吸香煙的傳說等，然而這些說法，現在均已獲得否定性的證實。

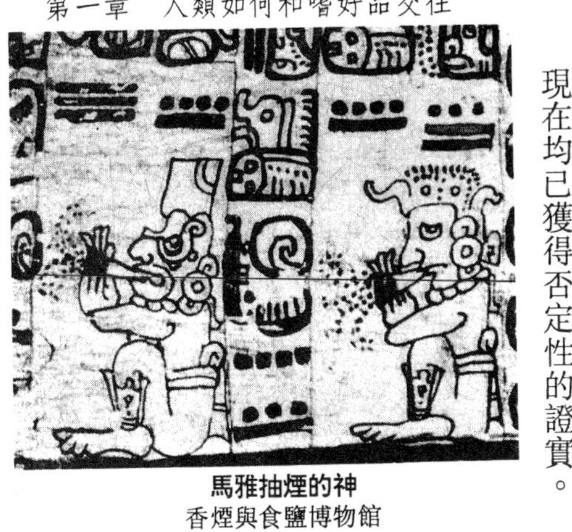

馬雅抽煙的神
香煙與食鹽博物館

香煙到底從何處傳到巴哈馬群島的呢？

紀元前一百年左右位於古墨西哥的馬雅文明遺跡中即發現有吸煙人像的石刻，一位像是馬雅僧侶手持宛如煙斗的東西，煙斗的前端亦冒著煙。在馬雅族的宗教中有將該土地生產的煙葉製成香料做爲祭神的儀式，原來香煙和宗教儀式、咒術亦有密切的關係。然而自馬雅族衰退後，吸煙習慣遂逐漸脫離儀式而成爲純享樂的嗜好品。

在哥倫布之後，來到美洲的歐洲探險隊，也曾目擊中美洲、北美洲或加拿大東南部及整個南美洲均有吸煙的習慣。

如此被知悉的吸煙習慣又是如何傳到歐洲的呢?如果光憑哥倫布和其同行船員返鄉口述,相信一般人還是無法理解。不久稱爲香煙的植物傳入西班牙,初期僅將這種有青翠大葉片和開出美麗花朵的植物作爲觀賞而頗受重視,之後,在傳出香煙具有各種藥效時,才被待如貴重品而冠上「panacea」(萬能藥)之美名。

最初取得香煙栽培的是西班牙人,但葡萄牙人卻在傳播上擔任很重要的角色,例如,將香煙推廣到日本,日本語的「煙草」由來就是葡萄牙語的「tabacd」。在一世紀間極力將香煙從歐洲、非洲再傳到亞洲各地的是葡萄牙人。

葡萄牙究竟在何時將香煙引進日本,據貝原好古所寫的《倭漢事始》一書中指出,香煙乃是在慶長十年(一六〇五)傳入日本,有趣的是和其他各國一樣,日本也數度發出禁煙令,最初是在慶長十二年,亦即香煙進入後的二年,接著在慶長十四、十五年、元和元年(一六一五)、二年均陸續發佈,然而僅靠法令並不能制止人們對其的嗜好。

香煙的效能

歐洲又是如何看待香煙的呢?香煙基本上與過去的嗜好品如咖啡、茶、酒精等飲料或巧克力等食品有很大差異,因爲它是煙、是吸煙。以當時稱爲飲煙(trinken'drink)和飲酒相比，香煙中毒被稱爲「乾燥酩酊」。

之所以稱爲「乾燥」是由於香煙在藥理上有促進體液乾燥所致，當時因察覺出抽煙會使人消瘦，並能排除粘液和體液中的粘液質，亦肯定其可「乾燥腦神經而獲得正確的判斷力、提高清晰的知性、穩定靈魂」等效能，而且香煙的乾燥作用可降低性慾，轉移閒來無事男性的情慾到其他方面等說法均被提出。

十七世紀初，香煙被大衆肯定能帶來內心平靜及喘息機會，並提高精神力集中。之後進入產業化社會，吸煙的迅速化正好配合此時忙碌的生活步調。十七、八世紀被認爲太花時間的煙斗，進入十九世紀，出現更節省時間的雪茄，在不斷追求速度化的情況下，才產生十九世紀末紙煙的抽煙形態。

隨著香煙的速度化，其社會層面亦逐漸擴大至女性，十九世紀女權高漲下的喬治桑等人，在衆人前抽煙景象雖被認同，但也僅限於紙煙，畢竟女性抽煙斗或雪茄仍爲異於常軌的行爲。

抽煙是享受煙草最普遍的方式，但十八世紀曾流行一時以鼻粘膜直接接觸腦部的聞煙，則嚴重被加以警告，據當時有關煙草書籍記載「鼻孔乃是腦部外露部分，因此禁止以煙草直接刺激鼻粘膜」。

即使如此，抽煙帶來安定精神作用，仍然迷惑多數的知識分子，抽煙普及到知識階層連法律制定者本身也成爲其俘虜，是禁煙令無法發揮效力的原因之一。

和多數嗜好品一樣，香煙亦會爲初用者帶來痛苦，人們若越發能承受如此般痛苦，越易形成文化史上的大問題。初次抽煙任何人都會感到噁心，香煙也因此被推斷對人體有害，加上年長的道學家也視其爲危險品，然而，香煙的普及，仍表示人類在追求單方面刺激外，也同樣尋求心靈上的寧靜。

寺田寅彥隨筆的「吸煙四十年」書中描述最初吸煙的情景：

「煙剛進入咽喉時會嗆到，咽喉、鼻子都會疼痛，最痛苦是有如暈船般的噁心嘔吐感，在別人建議下到廁所蹲下的方法，果然見效，不過，其效果發揮過程已不復記憶。」

有關安定精神作用則記載如下：

「前年患胃痛，醫生勸我最好戒煙，但我回答『不抽煙活下去也沒啥意思，所以不戒』。醫生則苦笑說『真是個糟糕的人』。如果當時我戒煙，或許可治癒胃病，但卻有可能早死了，理由我並不清楚，只是有這種感覺罷了。」

6. 從鴉片到大麻

日常使用的毒品

國外對毒品，尤其是大麻的寬容性已是毫不隱瞞的事實，這種情形是首重生活穩定的日本國民無法想像的現象之一。

歐洲在十九世紀末前已認可了鴉片的自由貿易，當時，各家庭普遍作爲鎮靜或鎮痛劑使用，除了是家庭常備藥外，醫生處方的使用也多過其他藥品，並准許藥局自由販賣，價格又低廉，因此除用在鎮痛、鎮靜外，多數人甚至運用到混入糖漿果汁中餵食孩童，以幫助入睡。

十九世紀的藝術家普遍使用鴉片或大麻是衆所周知的事。受到極高評價的羅曼派藝術家的反社會表現，即是受吸食鴉片可進入幻覺世界的影響所致。然而不久此方式在訴諸文字後，才使人們察覺到這些日常使用毒品的危險性。

毒品如何成爲一般性飲料的疑問，可由衆所周知的可口可樂含有古柯鹼得到答案。在一九〇三年之前，人們從未發現日常飲用的清涼飲料有古科鹼中毒的症狀報告。

人們對毒品危險性的認知有二件歷史性的經歷。其一是一八一七年從鴉片中提煉出嗎啡，到一八七四年再精製成毒性極强的海洛因，使毒品中毒擴大到戰事。十九世紀的克里米亞戰爭，和二十世紀一次世界大戰的野戰醫院，大量使用嗎啡的結果，曾使復原返鄉的軍人無法放棄毒品，而將其帶進市民生活中。

如此一來，毒品中毒逐漸形成社會問題，政府也被迫採取對策，但由於尚未出現明顯的毒品藥物依存症（中毒），因此初期極爲溫和的毒品管制條令，只不過將鴉片定在藥局販賣的範圍內。至於毒品會造成可怕的依存症的情報，是來自歐洲及中國悲慘的命運。

鴉片戰爭的悲劇

談到鴉片，立即使人聯想到中國與香港如魔窟般的景象，早在十八世紀前中國即養成吸食鴉片的習慣，中國接觸鴉片是源自於英國國策專利公司的東印度公司力量所致，該公司進駐亞洲後，即大量輸出頗受歐洲上流社會欣賞的中國茶、絹絲、磁器等物品，然而在歐洲商品極少數能討中國人喜愛的相對情況下，使英國面臨入超大於出超、供需不平衡的境況。

儘管如此，英國及歐洲諸國在初期均以現金來購買中國物品，但進入十八世紀不久，隨中國國力的衰退，不得不單方面接受歐洲列强的要求，東印度公司在此潮流下，一方面停止現金給付的購買方式，另一方面更策動該公司在印度的大農場大量生產鴉片做爲給付的代替品，結果，使得中國在一七六七年到一八五〇年間的鴉片消耗量驟增了七十倍。

當時的中國在公司會議上必準備鴉片槍供人抽用，富裕的家庭中也少不了全套吸食鴉片的工具，在此現象下，人們的健康急速衰退，生活也日益貧困，即使清政府曾做過各種努力來禁止，但完全失敗。最後在大臣林則徐没收廣東英商鴉片予以焚毀後，終引發英政府的武力對抗，導致一八四〇～四二年間鴉片戰爭的敗北，才使鴉片合法化。

歐美對毒品的對策

歐美國家在受中國傳來廣泛鴉片中毒報告的衝擊影響，各國均將其列爲不合法，然而嗜好品所帶來的習慣性及過去嗜好品的麻痺刺激，使毒品不僅成爲生活上理所當然的事，更期待成爲下一代的嗜好品。

作爲嗜好品的咖啡或煙等雖屢被禁止，但在人們需求日增及政府束手無策的情況下，只好退而採用課稅方式予以合法化，使歷經一百年的嗜好品終於在一七〇〇年代被認可。

毒品的情形又如何呢？在美國已將抽大麻視爲日常現象，而加州及紐約州更有使嗎啡合法化的跡象。多數人欲使毒品合法化的想法和禁酒時代情形一樣，嚴禁人們强烈需求的結果，反而導致社會不安，因此若經由政府合法化加以管理反而有效。

近年來美國甚至有將毒品分類的傾向，大麻屬於溫和性藥物，而海洛因或LSD則屬於强烈性藥物，基本上之意乃强調大麻較無害，是被社會容許的嗜好品之一。

在此同時卻對抽煙反倒加以抑制，甚至向全世界推廣，除禁止在公共交通工具或建築物中抽煙，連私有空間（私人公司的走郎等處）也被日益强大的禁煙趨勢所涵蓋。有抽煙嗜好的人被迫集中在建築物中的某範圍內抽煙，這種壓迫還繼續增强中。

這和給予替代抽煙嗜好品和對新嗜好品極度敏感的日本社會情形不相上下，均可能帶來差異性的影響。人類生來即有尋求刺激及鎮靜的需求，甚至不惜犧牲性命來換取，在無法獲得溫和性毒品，且處於「香煙後退」狀況下的日本，實難預料可能出現的後果。

7. 人體中發現毒品，大麻的受容體

發現毒品受容體

一九七五年出現了令人驚訝的腦内含有毒品的報告，使腦内毒品的用語在後來廣被使

用，經常在日常中談論諸如針灸治療時，會使腦內產生似毒品的麻藥物質具有止痛效果，或慢跑時會產生興奮的情緒等，均是由腦內分泌出的一種稱做類嗎啡因子（endorphin）物質所致。

近來甚至出現更具衝擊性的報告，亦即我們腦內不僅有大麻受容體，也存在類似大麻成分的物質，人們爲刺激腦內的受容體才吸食大麻。

這項結果使得之前的發現亦獲得證實。

一九七三年約翰霍普斯金大學研究生肯迪斯·B·帕德，發現腦內有結合嗎啡等的受容體，使其存在出現必要性的思考。爲何一生中從不吸食嗎啡的人也有嗎啡受容體，研究員以人體內原有類似嗎啡內因性質的受容體的理由加以解釋。

一九七五年蘇格蘭的阿巴迪思大學的約翰休斯和漢斯哥斯達黎茲，發現豬腦有某種毒品受容體的反應，於是研究出其乃由五個胺基酸組成的腦啡肽（enkephalin）所構成。在此之前，加州大學的李先生，在十一年前即從腦下垂體的抽出物發現類似（enkephalin）的物質，遂將其命名爲endorphin。

大麻受容體的研究

另一方面隨著δ受容體容易結合腦啡肽及μ受容體的確認，使得毒品受容體的研究急進展，進而陸續發現σ、κ、λ的受容體。

談到大麻，多數神經藥理學家，對其令人產生幻覺及心情轉好等多變作用，感到十分好奇。一九七〇年代美國康乃狄格州菲沙中央研究所的二位化學家M·羅絲·詹森和羅林斯·S·梅爾賓將類似大麻成分的物質與canabinoid合成後，發現成分之一的所謂revonantradol的物質具有鎮痛作用，然而遺憾的是此物質雖具有鎮痛作用，但亦會產生大麻副作用的後遺症，使得這項藥物開發構想不得不被迫放棄。

其副作是口腔乾燥、眼睛充血、目眩、心情不安等，縱然如此，其與腦內某部位結合後才能發揮類似大麻的作用，仍然獲得證實。

由美國國立精神衛生研究所的海納·C·萊恩，首度將revonantradol附在放射性物質上投予動物體內，以確認其到達腦內何部位。直到一九八〇年後半，該研究所的神經生物學家邁爾思·哈克南，終於發現受容體在腦內的分佈情形，並製出revonantradol在腦內的分布圖，所謂大麻發揮作用的部分，乃是集中在小腦、大腦基底核、海馬等處。

此外，尚有關於大麻受容體的其他研究亦迅速進行中。一九八七年國立精神衛生研究所的雷沙·松田與湯姆·I·波那爲解明renuromedin和Ｐ物質的遺傳因子，於是嘗試先抽出與Ｐ物質十分類似Ｋ物質遺傳因子，藉以取得Ｐ物質遺傳因子的可能性。至於Ｋ物質受容體的遺傳因子，則被中西重忠先生加以解明。

將Ｋ物質部分遺傳因子結合ＤＮＡ探針取出Ｋ物質遺傳因子的ＤＮＡ，結果發現其構造並不屬於Ｋ物質，而是一種具有受容體構造的未知遺傳因子，完全不清楚是來自何種物質，松田和波那遂製作出其在老鼠腦內的分布圖。

就在此時，松田知悉同研究所的哈克南正製作大麻受容體的腦內分布圖，遂將自己的與哈克南的相比對，結果證實松田與波那所發現的不明受容體與大麻成分結合revonantradol的部位分布完全相同，亦即大麻的受容體。

其後，杉田又將自己發現的受容體細胞加以培養，以驗證是否結合大麻成分，結果發現revonantradol和多數大麻不僅能和此受容體相結合，結合後還會在細胞內引起特有反應，反應之一是能降低訊息傳達者環狀AMP的生成，爲此遂進一步將其注入中國倉鼠的卵巢細胞內，結果不僅在膜上發現受容體，其與大麻成分結合後確實降低了細胞內環狀

AMP 濃度。

如此一來，遂引發出和嗎啡受容體相同的疑問，爲何多數人不吸食大麻的情況下，體內會擁有其成分的受容體呢？然而其可能性確實存在。

在一九九二年十二月終於由以色列希伯來大學的科學家拉發艾爾‧梅柯拉姆等人發現所謂腦內大麻的物質，他們將其命爲ananadamide，梵語即「至福」的意思，也是釋迦摩尼最愛的高徒阿難陀的姓名。

此項發現使現今多數的製藥公司均致力於ananadamide 的變化，以製造出精神安定劑、止痛劑或鎮靜劑等藥物。

對快感中樞的刺激

爲何我們腦內會擁有毒品或大麻及其受容體呢？或許是哺乳動物將麻做爲食料的緣故，如同貓喜愛木天蓼一般，老鼠等也因此產生快感。具有這種受容體動物積極、活躍的表現，即受刺激的快感中樞，通常可達到相同的效果。

相對情形發生在無法自周邊取得此物質的動物身上，則可能產生抑鬱、不安、恐懼等情緒上的反應，對這些動物的健康或集體生活的維繫，均可能造成十分不利的狀況。

人類進化上，邊緣系大小指標是依快感或友善而急速增加。快感中樞的中隔，類人猿是二·〇九，而人類是五·四五，扁桃核外側，類人猿是三·〇五，而人類是六·〇二。至於與發怒、攻擊有關的扁桃核內側，類人猿是一·三〇，而人類是二·五二，只有少許的增加。據約翰·C·爱科魯斯所著《腦的進化》（東大出版會刊）一書中敘述「在進化中自然選擇結果，導致快樂與友善的神經核似乎較發怒、攻擊的神經核有增加較多的遺傳因子。」

動物爲求生存，往往生活在腹背受敵的恐懼不安中，如此情形長久下來是難以生存的，畢竟追求快感與幸福才是延續生命的首要因素。

在同樣環境下較少受到如此威脅的生物，則更能開拓新環境，想出新的狩獵方法，以獵取無法期待的獵物，然而這類事物卻是有著陰性情感動物無法辦到的。

如此想來，人類身體即爲追求更幸福才有進化，事實上擁有幸福感的人才能存活，進而成爲社會支配階層。

人們只要對快感受容體加以刺激，即可獲得更多快感，在無法自體內本身獲得充分刺激物質時，才會追求其他嗜好品以達到滿足感。

隨社會文明進步，使現代人們的精神生活被種種鬥爭環繞，爲求生存引起的恐懼、不安絲毫未減。因此尋求外來刺激物以獲取快感、至福感的情形也是無法避免的。

用一種方法無法獲得快感或該方法被禁止時，必定興起人們另行開發替代品的念頭，即是人類離不開嗜好品的理由之一。

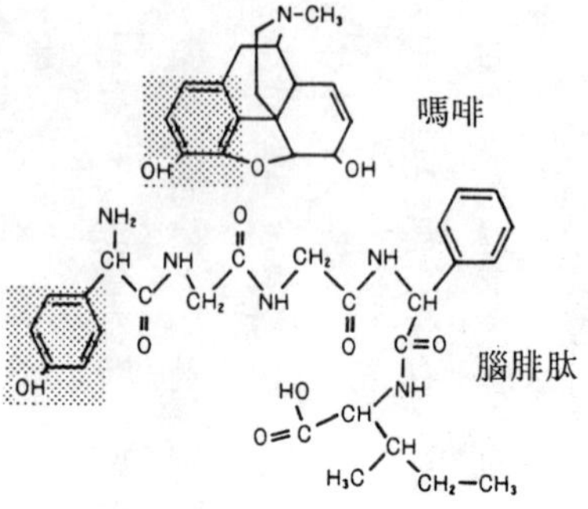

嗎啡

腦腓肽

圖1　嗎啡與腦啡肽的造構
灰色部分乃共同受容體之結合

8. 大麻與anadamide

anadamide 的受容體

一九九二年十二月號的《科學雜誌》，刊載二則關於腦內毒品的重要報告。一則是由加州洛杉磯分校的克里斯多福·艾班斯等對腦內嗎啡受容體的解明，及此受容體和嗎啡或腦內毒品腦啡肽的反應。另一則是由威廉·杜貝因和拉法葉·馬克拉所提出對腦內大麻及 anadamide 結構的決定性論文。

嗎啡和腦啡肽僅有少部分相似的分子（圖一）它們

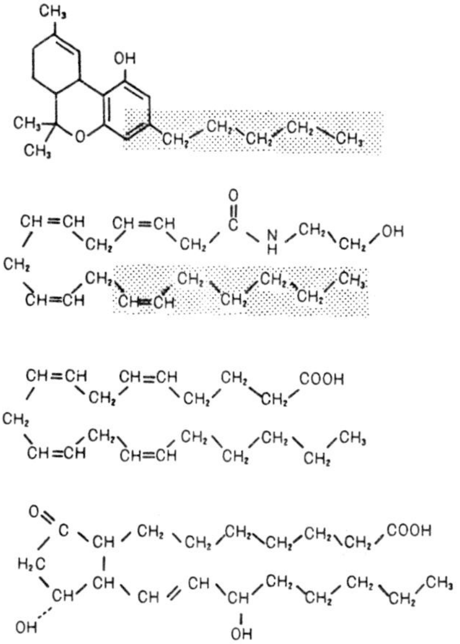

⊿9THC

anadamide

花生四烯酸

前列腺素還原酶

圖2　大麻的主要成分（⊿9THC）anadamide　花生四烯酸　前列腺素還原酶的構造　灰色部分乃共同受容體之結合

在腦啡肽末端的酪胺酸苯環（羥苯基）處結合。

另一方面與anadamide形成膜十分類似的組織成分花生四烯酸則稍短，宛如膜的另外成分乙醇胺。有趣的是所謂的乙醇胺，其物質形態與大麻主成分△9THC部分相似，故因而在此部分與受容體結合（圖二）。

與受容體結合的部分和巨大蛋白質相似的發現，亦十分令人矚目。這種對anadamide作用分析結果，引發大量啓示。

古來作爲止痛藥的阿斯匹靈，也是經由日後研究中，得知其有阻礙花生四烯酸製造前列腺素還原酶的功用。

前列腺素還原酶引起疼痛的真正原因，至今尚不了解，但隨anadamide受容體的被發現，即暗示出前列腺素還原酶有和此受容體反應的可能性。

亦喻其具有anadamide受容體抑制痛覺神經的經路，然而必須在anadamide與受容體結合的前題下，此時前列腺素還原酶亦可能與其競爭，並附在受容體上來抑利神經活動，anadamide在阿斯匹靈作用無法形成前列腺素還原酶的情況下，於是能自由與受容體相結合。

anadamide可能自膜成分製造出令人暇思的成分，腦啡肽或內啡肽均是巨大蛋白質的一部分，通常在被腦下垂體分解時才會出現。

由於蛋白質的合成需要時間，在無法緊急增量時，雖可使腦啡肽或內啡肽反應出短暫的休克，但卻無法支持長時間的使用，而且anadamide似乎無法在必要時連續生成。

偶然帶來的受容體結合

如果動物能在體內自行製造內因性毒品般物質，藉此受容體食用或聞食物過程，即可消除不安恐懼進而得到快感，相信也較有利於生存。因爲體內經常製造的物質可能偶然與此受容體結合，亦即構造上特異或和體內完全不同的物質，會偶然與受容體產生反應的可能性。

事實上，嗎啡和大麻受容體反應，是由存在體內各處的部分酪胺酸或花生四烯酸反應所帶來的效果。

人類多半在偶然機會下使用大麻或海洛因，即使有些人持續使用、有些人能戒除，其原因如同越戰士兵的使用，也能在返國後戒除並恢復平靜生活。

或許在某狀況下，這些人無法僅以內因性腦啡肽、內啡肽、anadamide 等物質來克服恐懼感，因此，必須仰賴體外藥物的攝取以求得精神安定。反之，若生活在滿足中，便不需要這些額外刺激。

近來，有關大麻受容體和 anadamid 的研究，使人對毒品作用機序的依存症重新省思外，更促進其研究。

香煙能防止癡呆嗎?

第二章

何謂依存症

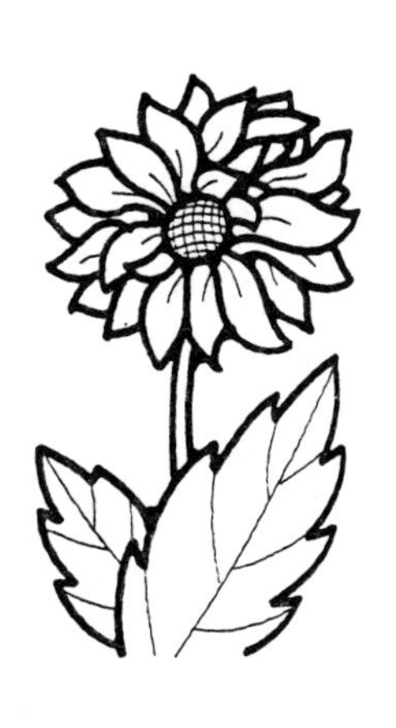

1. 依存症及其弊害

對鴉片的認識

過去稱之爲酒精中毒或毒品中毒，均已修正爲現今的酒精依存症或毒品依存症，因爲乍聽到中毒一詞，不免令人聯想到許多爲獲得酒或毒品而做出任何失去理性之事的人，這種「疾病」起因乃醫學上所謂的身體及腦部異常現象。

中毒的用語是指抽象的行動異常，例如賭博中毒、速度狂等說法或受速度毒害的行爲表現等，均出自於此現象，然而這些所謂的「中毒」說法，均非腦部異常所引起的。只要聽到藥物中毒之類的用語會立即讓人想到是嗎啡、海洛因或鴉片等成分中毒。儘管如此，被歐洲視做常備藥的鴉片，卻幾乎未出現任何中毒（依存症）的報告。

不過一七〇一年的英國醫生約翰·瓊斯，曾依據鴉片使用者有如發汗、頻尿、下痢、抑鬱、慢性搔癢等症狀記錄而立即予以停用。然而之後的一百五十年間，卻只出現所謂的斷禁症狀。直到一八五〇年，英國的强納森·貝雷依拉即針對吸食者提出嚴重警告：「過度吸食鴉片可能導致身心荒廢，毒品中毒的孩童身體特別瘦小、體質虛弱、易早老化。」

即使受到以上引發依存症的警告，歐美醫生們仍視其與他類嗜好品中毒無特別差異，繼續大量使用。當時的藥理學者對習慣飲用咖啡者，經常出現的斷禁症狀反倒較感興趣，比如二十世紀初，英國藥理學家克利佛特・阿爾巴德和沃爾達・狄克森，即對咖啡因依存症有如下的記載：

「患者不自覺顫抖，無法自制，有突感焦急、抑鬱狀態、憔悴等現象，若比照其他藥物中毒般給予些許咖啡，即會恢復正常，然而持續如此的下場將會更悲慘。」

這項記載顯示出依存症並非毒品特有的症狀，而是所有嗜好品均會引起的現象。英國歷史學家巴幾尼亞・貝利茲奇和精神科醫生克里菲斯・愛德華，針對十九世紀英國的鴉片史，將其調查結果匯整爲《鴉片與民衆》一書，據載當時的鴉片中毒僅出現一些肢體上的不良行爲。

另一方在十九世紀末從事鴉片中毒研究的德國學者，就其結果爲現代留下頗具意義的紀錄。研究者之一的阿留阿爾特・雷賓斯坦發現所謂的鴉片中毒，乃是身體本身無法控制對鴉片的需求而引起的一種病態，他雖將中毒本身視爲身體（生理）異常，卻未與其他藥物、香煙、酒精中毒等加以區分。

美國對毒品的認識與研究

在美國鴉片已獲准在藥局自由販賣。其國內依存症的激增導因於一八九八年拜耳公司從鴉片提煉出海洛因所致。由於在當時被視爲合法，人們隨處可購買到，並自注射中獲得歡樂。然而在同樣視爲合法的英國等國家，卻極少出現海洛因中毒現象，於是美國在一九一四年通過海洛因非合法化的哈里森法。

盛行當時的傳染病研究專家，均傾向於只要排除所有導致疾病的細菌、病毒等病原菌，即可治癒疾病的說法，亦視毒品中毒爲毒品引起的疾病、使身體生病。即使如此，若干學者仍致力於藥物與毒品所引發的可怕導因，然而得到的依然無法明確證實身體異常乃毒品引起的結果。

直到一九二五年，由費城通用醫院的研究員組成的小組，嘗試解開毒品中毒之謎，包括內科、病理、化學、精神等科醫生組成的小組，首先將嗎啡給予毒品中毒患者，並觀察其生理變化，接著中止給予再研究其斷禁症狀，但只得到毒品斷禁症狀乃幻覺之外的症狀結果。

而另外一項由亞瑟·B·萊特和愛德華·G·杜藍斯，在一九二九年所發表的研究中記載，只要延遲一天給予某位毒品斷禁症狀最嚴重的男性試驗者，就會出現焦躁情緒，並揚言不再協助研究，於是他們遂以白藥代替毒品給予，結果其使用後即連續昏睡八小時，而所用僞藥只是無菌的水。

報告中並指出，該中毒患者在中斷毒品後，即使身體各部的循環、代謝、呼吸、血液成分等均無特別變化，亦未出現所謂斷禁症狀的嘔吐、下痢、發汗、神經質等現象，然而還是難以忍耐及不斷需求的慾望，倒是與人在極度神經質時出現的症狀較爲相似。

然而種種的研究仍然被往後所忽視。毒品研究專家甚至對萊特與杜藍斯將中毒稱爲假病的說法加以批評，但事實顯示，他們確實先將大量嗎啡給予「中毒患者」來進行，而後的斷禁症狀也確實因僞藥而消失。

目前，美國市面出售的嗎啡均被各類物質混合稀釋過，使得進入復健中心的中毒患者尿液中均無法正確驗出藥物，尤其是海洛因的反應。

戰爭與毒品依存

海洛因等毒品之所以進入一般社會，要以戰爭後遺症帶來的因素較大。經常被列舉的越戰就產生爲數不少的毒品中毒者。這些士兵並非爲獲取歡樂而攝取海洛因或大麻，而是爲壓抑經常面臨死亡的恐懼感。贏得多項金像獎的「越戰獵鹿人」一片，則充分描寫出在越南作戰的年輕美軍所面臨的種種苦惱。如片中年輕人在手槍彈倉裝填一顆子彈，輪流指向頭部扣板機，僥倖生存者可賺取賭金的俄羅斯輪盤賭博，在已超越極限狀態下，沈迷於此的競爭者爲排除死亡陰影，往往陷入毒品中毒的現象，即充分反映出戰爭下的心理因素。

美國國防部曾委託疫學專家黎·羅賓森博士針對越南返國士兵調查對毒品的使用狀況，他對返國第一年及第三年的超過五百人面談士兵進行的尿液檢查中發現，在越南使用毒品五次以上者，有四分之三已經中毒，而且這些人也有過因戰場上搜敵行動而藥效中斷的激烈斷禁症狀經驗。

這些人返國後，在取得毒品並不困難的情形下，可想而知依然過著依賴毒品的生活。不過羅賓森另項驚人的發現，即是多數人雖在返國後繼續使用毒品，但三年後仍有中毒現象者僅占全體的八分之一，報告中又指出，這些人使用大麻或安非他命（帶來幻想的藥物）要比海洛因更多，如此顯示出中毒症狀（依存症）並非僅源自於海洛因或嗎啡，而是任何藥物嗜好品均可取而代之。

由此說明，所謂的依存症，並非由特定的嗎啡、海洛因、古柯鹼等含鴉片成分物質所引起，而是所有具相同效果的嗜好品均可能發生的現象，這個正確想法終在十九世紀左右被予以肯定。

對動物的毒品實驗

與人類不同，對動物的毒品或酒精依存症（中毒）研究的困難度是衆人皆知的。美國拉特加斯大學的藥理學家約翰·L·夫科則設計出以按踏板方式取得水與毒品水的裝置，使老鼠在難以取得其他飲料的狀況下，自動飲用毒品或酒精的試驗。裝水踏板必須按五次才有水喝，老鼠會在只按一次就有毒品水的情形下繼續飲用毒品，若將毒品次數改爲二次，老鼠即不再按毒品水而改按五次來飲水。

同樣例子也曾被位於加拿大英屬哥倫比亞的西蒙·弗瑞沙大學的心理學家布爾斯·K·亞歷山大教授提出過，他以小箱單獨飼養一隻老鼠和大箱內飼養一群老鼠作比較，兩方均可飲用水或鴉片水，在小箱內老鼠飲用毒品水和群居老鼠繼續飲水的情形下，再將小箱內老鼠放入大箱內，結果發現所有老鼠均喜歡飲水。

這項實驗結果，說明依存症非僅藥物問題造成，與環境、行動均有關，毒品本身並不能單一帶來如此作用的依存症。

依存症與環境

問題在個人體質及其所處環境。投入越戰的青年，在無法保衛本國國土的意識下，被送到遠離家鄉的亞洲貧窮國家，在面對以游擊戰爲主的戰場，即使擁有精良武器的美國也無發揮餘地，再加上並肩作戰的越南政府腐敗，使這些冒生命危險的年輕人處於爲何而戰、爲誰而戰的矛盾心理狀態中，如此狀態下有鎮靜精神、麻痺不安感的毒品正能發揮效用。然而一旦返國後，在面臨安定環境與家人、友人圍繞的生活影響下，也就不再成爲特定藥物依存者了。

有關古柯鹼亦有類似情形。依據多倫多大學對偶而使用古柯鹼者的例子中，發現約僅二〇%有古柯鹼依存症，其餘均非特別異常需要。耶魯大學的大衛·慕斯特則發現古柯鹼常用者中，真正有中毒現象的，僅占一〇%以下比例。

當然本書並非爲支持吸食毒品而撰寫的。事實上，吸食海洛因或古柯鹼者中有一〇～二〇%的中毒現象，而且毒品常使本人及家人陷入無底深淵的悲劇中也是事實，毒品常用者爲獲得藥物而犯罪、還有買賣毒品以獲取巨額財富等造成的弊害之多皆不勝枚舉了。

那麼何謂毒品依存症？是否較其他嗜好品更容易引起依存症的問題暫且不談。因爲關於毒品依存症所導致的生理變化至今尚未確立，也無法斷言是否較他類嗜好品更易引起所謂的依存症。

美國的毒品中毒與下層社會的貧窮不安、犯罪，其實有十分密切關連。社會問題不能獲得解決，毒品問題會一直存在下去。

另一方面自越南返國士兵，因某些因素繼續使用藥物的事實，也印證前述人們爲進化所必須具備刺激身體的要素，這種經由刺激而成活動性强的生存傾向，亦可能與此有所關連。

2. 酒精依存症是疾病嗎？

何謂「中毒」

酒精依存症（中毒）是疾病之一嗎？是否起因於身體或腦部異常？這是所有對依存症產生疑問者經常提出的問題。

前不久演出「華爾街」的美國知名演員邁克·道格拉斯，曾坦承「自己是酒精與作愛的中毒者而希望入院治療，且特別强調其作愛中毒深受其父寇克·道格拉斯淆亂性生活的影響」，因而引起話題。

凡對酒精、香煙或毒品等具有「發作性無法抗拒的慾望」狀態時，即稱爲中毒（ad-dict），這類用語亦經常使用在購物、賭博等方面。

一九八四年十月十六日哥爾曼博士曾在『紐約時報』發表一篇文章，其中說到：「最近所謂的性愛治療師有大幅增加趨勢。凡有過度性衝動的人均可稱之爲『作愛中毒』，應接受與其他中毒（依存症）相同的治療。」

所謂性愛中毒者，也如同使用毒品麻醉精神般來使用性愛，尤其情緒上不安或不滿時，就會追求性愛來發洩之，在獲得性滿足後，仍不罷休又立刻投入另外的性行爲，最後往往拋棄家庭、視工作於不顧，使作愛成爲生活重心，非犧牲一切來滿足其慾望不可。

美國的性愛中毒（依存症）治療中心正急速增加中的事實，即顯示出社會上對「中毒」看法，由最初僅界定在藥物或酒精等物質，對精神影響的每個人都應負起個人行爲的責任，應予以適時抑制，否則與其他藥物帶來的作用又有何分別。

「酒精中毒」的出現

酒精中毒亦是如此。究竟那些大量飲酒與所謂的酒精中毒者，差別在哪兒。據英國小說所描寫，最早出現酒精中毒是在十九世紀初，正好是産業革命蓬勃發展的時期，然而在此之前，人們也攝取同量的酒精卻未曾發生酒精中毒的慘況，原因何在呢？

酒精中毒在當時已被認定是一種陸續出現的疾病，其症狀是不能自制的飲酒，而唯一治療法即是停止飲用。尤其當時新興的中産階級皆抱著所有社會問題均可能獲得解決的想法，並認爲社會應給予個人追求利益的自由，及培養勤勉、努力的價値觀予以肯定。

社會確實有必要給予飲酒者適當程度的罪惡感。例如，十九世紀美國並未將過度飲酒者視爲「不適合社會的人類」而引發印第安人健康上的問題，不過隨新社會觀的引進變化，亦使美國逐漸視過度飲酒者爲「病態」的酒精中毒者。

酒精中毒疾病說

現在回到所謂依存病（酒精中毒）是否是疾病的問題上。

有三種看法可解釋其原因，其一是以捷利内科爲代表的中毒疾病説，想法如下。

(1)酒精中毒是科學上單一確立的現象。

(2)酒精中毒者或即將成爲者，在體質上與一般人有差異。
(3)酒精中毒者的生理構造異於常人，是無法控制自我意志的可憐犧牲者。
(4)只有禁酒（禁慾）才是唯一治療方法。

以上資料是依據多所酒精中毒治療中心的報告，然而站在往後多數未獲證實研究「疾病說」的立場來看，首先對酒精中毒會有生理異常現象，發生很大疑問，其次照疾病說的看法，只要對身體異常部位加以治療即可治癒。不過這些以道德、哲學性理念的支持者，主要藉灌輸攝取酒精會引發何種可怕後果，來提高戒酒的意志。

「缺乏自制」的酒精中毒

所謂「自制的反論（control paradox ）」指酒精中毒唯一的判斷基準乃是缺乏意志力（缺乏自制）。其治療法是教導缺乏意志者能自我控制。在病因與治療法無任何理論上關連的情形下，人們努力去尋求所謂酒精中毒者生理的「異常」，然而至今尚無所獲。

因此，所謂酒精中毒產生的依存症，其實與香煙、咖啡等出現的行爲異常、無法適應環境、壓力等現象，没什麼分別。

以下列舉最具趣味性的幾項實例。首先以白藥效果來觀察酒精作用（圖1），將酒精中毒者與一般飲酒者分成四組，對酒精期待組佯稱「給你們飲用酒精」，實際給予伏特加或補藥任何一種，並在其補藥内加入香辛料使之難以辨別，另外對非酒精期待組佯稱「給你們飲用補藥」，實際也給予補藥或伏特加。

若按缺乏自制的說法，這兩組中不論是否是酒精中毒者均應大量飲用含酒精的液體，然而事實卻相反，在可以自由選擇的情況下，兩組均飲用不含酒精的補藥。亦說明酒精中毒者所飲用的飲料，與實際應攝取的酒精含量不成比例。

攝取酒精造成的各種影響

威爾遜與阿不拉木斯針對酒精對情緒的影響作了以下研究。將男性分爲如前述的四組，讓他們在近距離觀看女性並量脈搏來觀察結果。

實驗發現酒精期待組在僅飲用補藥的情況下，心跳數仍會下降、情緒亦很穩定，其效果較多量飲酒的過去更爲顯著。

另外朗古亦針對酒精是否增加人類凶殘性，也作了以下相類似實驗。被試驗者可按自己面前的按扭，就會給予鄰室男性電擊刺激，結果發現，不論是否有酒精，酒精期待組均按下刺激按扭以長時間享受。

有關性方面的影響亦有多數的報告出現。威爾遜二人讓被試驗者觀賞男女或同性的性行爲影片，以測驗男性陰莖的反應。結果發現興奮度與酒精飲用量並無實際關連，認爲「自己飲用酒精」的人表示有最大的興奮狀態。

布里迪爾等即針對興奮度隨異常性刺激而越發强烈的結果有以下的報告。不論酒精期待組或非期待組，對異常性刺激如强姦或性虐待的興奮度，均遠大於一般正常性交。

另外，不能順利表達情感或不愉快情感也是造成飲酒的另一因素。以酒精中毒者爲主題的電影，經常看到曾經戒酒者在遭受社會、家人極度壓力，又再度飲酒的情節，這亦是人類以常態判斷是非經常耳聞的經驗。

馬拉特等針對情感不愉快而傾向飲酒者，調查其爲飲酒量帶來何種程度影響。將被試驗者分爲二組：

實際給予的飲料	酒精	非酒精
伏特加	伏特加 Ⅰ	伏特加 Ⅱ
補藥	補藥 Ⅲ	補藥 Ⅳ

Ⅰ：告知給予伏特加喝伏特加組
Ⅱ：告知給予補藥喝伏特加組
Ⅲ：告知給予伏特加喝補藥組
Ⅳ：告知給予補藥喝補藥組

圖1　飲酒的白藥 效果實驗

自 W. H. George, Alan Marl； Recent Dev. Alcohl.1：105, 1983修正

一組是不愉快態度的伙伴間可彼此給予電擊刺激作爲反擊的手段；另一組則沒有任何宣洩不愉快情感的裝置。然後兩組均給予酒精，結果發現可消除不滿情緒者便不太飲酒，而無法發洩不滿者則大量飲酒。

米拉等也針對酒精中毒者與一般飲酒者在壓力狀態下比較其飲酒量，以對飲酒者說出不愉快言語或有意造成其反對意見的方法來觀察反應，結果發現酒精中毒者飲酒量增加，而一般飲酒者則會激烈爭辯反倒減少飲酒。

自己有能性和酒精有效性

爲何酒精中毒者在接受戒酒治療後，又會隨狀況而再度飲酒呢？

以馬拉特對戒酒後的酒精中毒者的研究發現，其中七十八%會在九十天內再度飲酒，而這些人之中的五十%均是遭遇下列任何一種情況，如對社會或人際關係不滿或忿怒，或在社交場合被迫飲酒等。

此外，不愉快情感也是造成再度飲酒的因素之一。

在此狀況下飲酒的原因，不外乎是期待以酒精來解決情感上的問題。

於是，出現所謂的自己有能性與酒精有效性的方法，亦即認爲自己有能力解決任何問題的人，與原本即不具備處理能力或雖具備但難以克服失敗的恐懼感，以致不能有效發揮本能，於是降低自我評價，一味只想藉助酒精來消除不安。

以上種種說明人之所以傾向酒精，乃是對酒精有效性的信仰。

這類人在面對困難或和女性交談時，認爲喝一杯酒有助於事情順利的進行。

如此看來，所謂酒精中毒（依存症），問題並不在酒精，並非沒有酒精就活不下去的一種疾病，而是個人行爲上的問題。所謂行爲問題乃因個人性格、體質與環境，使人有尋求某種慰藉的慾望，至於非藉助酒精者是出自於本人深信酒精可有效處理問題，才引發的依賴心理。

難道酒精不會造成生理方面的異常嗎？過度飲酒確實會造成肝臟等代謝系、神經系等的異常，例如，肝硬化或手不由自主顫抖都是常見的症狀。然而這些是酒精造成的「結果」，並非原因。這與馬拉特所言「吸煙造成肺癌」相同，亦即肺癌並非由香煙依存症引起，而是吸煙造成的。

其就毒品亦有類似說法，即依存症並非嗜好品本身問題，而是人類需要嗜好品才引發依存症。

3. 香煙心理性的效果與尼古丁作用

抽煙的心理性因素

衆人皆知，香煙會造成依存症，亦是初嘗試抽煙者無法理解的戒煙困難所在。令人驚訝的是美國醫生正有減少抽煙趨勢時，日本醫生的抽煙率卻高於一般人。比如心臟血管外科醫生的抽煙率就相當高。有一種稱做「バージャー病」的病會引起足部血管的血流障礙，血管外科醫生一定會嚴禁病人抽煙，否則會導致血管收縮、病情惡化。即使如此，不少醫治血管的醫生自己也難以禁煙。

由本例中顯示，從事神經方面職業者抽煙率較高，正足以說明抽煙依存症多半是心理因素造成。

而心理因素又源自於什麼呢？因爲抽煙本身就具有心理性，沒有人與生俱來就喜歡吸煙，正如寺田寅彥的文章所言，能克服最初抽煙時的苦味感，模仿就扮演其次的重要角色。

驅使人採取行動的因素稱爲「動機」，例如，空腹時會有生存的動機去尋求食物，這種與生俱有的因素稱爲一次性動機，若是被利慾引誘所驅使的行動則是二次性動機，人類即憑這些動機來從事各項行爲，而對香煙的需求屬於二次性動機。

抽煙的動機之一是期望變成大人，觀看大人吸煙的模樣很好看而加以模仿，是青少年抽煙的一大動機。其次是對他人吸煙時的心情及爲何被香煙吸引等產生好奇心，因而想親身體驗。

不安感與報酬

然而這種種動機又是如何讓人克服最初吸煙的不舒服感呢？其中模仿因素最大。當然香煙本身具有的强烈味道也可暫時麻痺神經，只要能克服最初的不舒服感就可達到前所未有的精神狀態，而年輕人即將這種最初不舒服感視爲成爲大人必須克服的障礙，否則爲何都是大人們吸煙。

學習他人抽煙最好的例子是親子抽煙習慣。一般雙親皆吸煙的家庭，孩子吸煙率也高，不過遺傳性因素也可能涉及其中。在對同卵雙胞胎的研究中發現，同卵之一若是吸煙者，另一個七十五％也會成爲吸煙者，若是異卵雙胞胎情形，這種發生率只有五十％。

另外常被用於研究的是將同卵雙胞胎其一在別的環境個別養育，來比較二者的抽煙率，結果幾乎完全相同。

然而這項分析結果，原因並不在最初不舒服感，而是與往後的報酬因素有關。一切學習均需以報酬強化之。抽煙若不能獲得滿足、幸福感的報酬，相信就不會促成學習，那麼香煙的報酬又是什麼呢？

其一是心理上緊張。塔利葉爾與阿爾德曼將被試驗者分成(1)不吸煙者組、(2)吸煙者又可自由吸煙組、(3)吸煙者在前一天被禁煙組等三組，比較其持續與作業能力。結果發現吸煙者在吸煙時最能應付緊張，不吸煙者的表現最差。有關其心理上的效用容後再詳述。不過吸煙可增加知性活動率，顯示吸煙在報酬因素上占相當大比例。

尼古丁作用與神經傳達物質

香煙的何種成分和依存症最有關連呢？即是反覆討論過含毒性的尼古丁。針對此，法國生理學家克洛特・貝爾那德，曾進行以下實驗予以證實。他先劃傷貓的大腿，再滴入二滴尼古丁，結果貓的步行變得異常，隨後呼吸困難，最後引發痙攣而死。

尼古丁對人類的致死量是十五～三十毫克，相當於二十支雪茄的含量，然而抽煙時，實際進入人體的尼古丁量只有一・五～二毫克。

那麼，尼古丁會對人體何處造成影響呢？吸煙時的尼古丁分子約在七秒後到達腦部，尼古丁被腦部吸收速度雖較其他組織更迅速，不過被排除的也最快。

尼古丁在腦部發生的作用與神經傳達物質有關。

神經如同網一般密佈在腦與脊髓，神經在此會互相連絡，其連絡部位稱爲突觸，突觸是由（圖2）在脊髓的運動神經的多數神經枝（軸索）形成的。

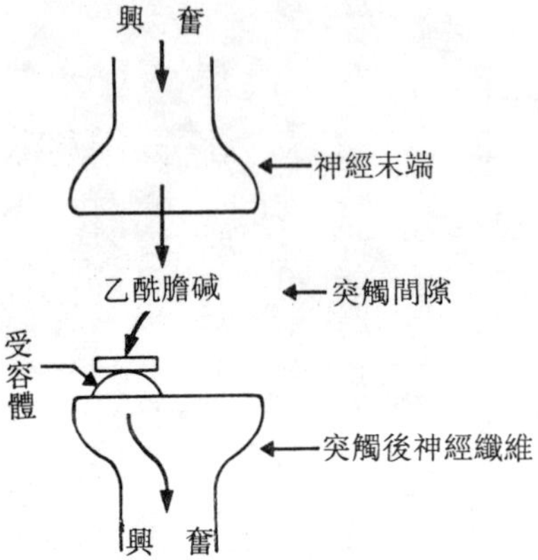

神經興奮時，會形成電氣信號加以傳達，稱爲脈衝。

脈衝在到達軸索最末端時，即傳達下一次的興奮神經，此時的電氣信號傳達則不同前次，它首先在突觸分泌一種化學物質，使其與下次神經受容體相結合，這個結合會使神經膜發生變化，將化學信號較變爲電氣信號。

興奮
神經末端
乙酰膽碱
突觸間隙
受容體
突觸後神經纖維
興奮

圖2　突觸的傳達物質（乙酰膽碱）與受容體之關係

這種從神經末端分泌出的化學物質，即稱爲

神經傳達物質，其中的乙醯膽鹼和去甲腎上腺素，目前已和數十種物質一樣知名。乙醯膽鹼是神經與肌肉（骨骼肌）傳達興奮後，使副交感神經興奮而引起心跳停止，或消化分泌作用時從末端神經所分泌的。而去甲腎上腺素則是交感神經的神經傳達物質。

乙醯膽鹼在腦內分布較廣，在患阿耳滋海默氏病時，便將其做爲傳達物質使用在麥尼爾特的基底核（後述）死亡所出現的症狀。

前述的乙醯膽鹼的受容體大致可分爲二類：一種是乙醯膽鹼，另一種是和蠅蕈鹼物質結合的受容體，蠅蕈鹼因含有毒蕈成分，故將其稱爲毒蕈般物質受容體。

另一方面從副交感神經的末端神經分泌出乙醯膽鹼也對心臟、消化管的肌肉或分泌消化液的細胞發生作用，此時的受容體除了乙醯膽鹼外，還受尼古丁刺激，故將此受容體稱爲尼古丁般物質受容體。所以實際上真正與此受容體發生作用，使神經興奮的是香煙中的尼古丁。

比如稱爲mamecamilamine的物質會和尼古丁受容體結合，若給予人類約十毫克的mamecamilamine，抽煙支數會增加約三十%，即更強烈需要尼古丁刺激。此外，在調查抽煙時的滿足感或減少緊張（鬆弛度）時，發現飲用mamecamilamine的人的滿足感會變少，因而需要尼古丁含量更高的香煙，或增加抽煙次數才能滿足。

尼古丁量與依存症

香煙中尼古丁含量是否與依存症有關？可先從吸香煙或雪茄時所吸入的尼古丁量來思考。普通一支裝有〇·七五～一毫克煙葉的香煙，含有十～二十五毫克的尼古丁，以一分鐘抽二次，每次吸入三十五毫升爲標準吸煙法計算，一支香煙在抽到三分之二時大約已吸入十%左右的尼古丁量。

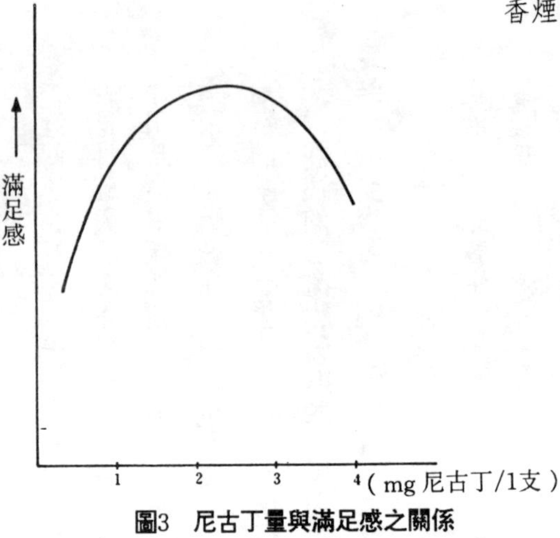

圖3　尼古丁量與滿足感之關係
自 Goldfarb；Clinical Pharmacology & Therapeutics，19，767-772，1976修改

爲調查抽煙的滿足感與尼古丁量之間的關係，於是讓吸煙者抽〇·二～四毫克低尼古丁雪茄，再與高尼古丁雪茄比較之間的差異，結果滿足感隨尼古丁量的增加而提高。但是若再增加尼古丁量超過四毫克時，反而令人產生厭惡感（圖3）。

若抽尼古丁量減少的煙，抽的次數即相對增

多，如果減少抽每支煙的次數，那麼抽的支數也隨之增加。以一支煙來說，吸食量會隨吸食次數遞減，由此可知，吸煙的滿足感是在吸食一支煙中逐漸獲得。

以上事實顯示，香煙中的尼古丁與吸煙次數、滿足感均有關連。不過除尼古丁外，亦受下述因素影響，例如，起床後抽煙慾最低、傍晚時最高，處理事務性工作時會增高等，此外，人際關係因素也很大。

然而血液中尼古丁濃度與抽煙慾望到底有無關連呢？

1.人際關係的小道具
(1)接場
(2)休息
(3)遮羞
(4)演技
(5)賺取時間
(6)成人的象徵
(7)解除無聊
2.解除嘴巴的無聊
3.休息間隔
4.將香煙作爲興奮劑
5.將香煙作爲鎮靜劑
6.香煙帶來解放感

表1　香煙帶來的效果

人在吸煙結束的三十分鐘後，與從前一天開始禁煙時的情形，使抽煙慾隨禁煙時間的加長而提高，而且多半是下意識開始抽煙。衆人皆知的靜脈注射尼古丁會降低抽煙慾望，而這種傾向也使得抽煙支數會隨攝取尼古丁口香糖或藥片而減少。然而人對煙中尼古丁具有無法言喻的需求，也是尼古丁口香糖不能完全取而代之的原因。

比如以任何程度吸食含尼古丁的煙和脱尼古丁

（亦即不含尼古丁）的煙來加以比較時，會立刻辨識出其中的差異。即使如此，抽脱尼古丁煙的人還是會繼續抽這種煙。

這項事例顯示抽煙與刺激口腔及所謂抽煙時的行爲、點火過程、抽煙姿勢、香味等多數因素有關。嘗試戒煙者，通常會吻叼著如香煙般的東西或嚼口香糖等替代品，都是欲藉刺激口部來達到分心的行爲。此外抽煙者喝咖啡、酒的頻率，也較不抽煙者高的現象，亦顯示前述二者間的關連。

除了人類，是否也能對動物人爲製造尼古丁依存症的實例呢？給動物設計自行按踏板，就可在血管内注射尼古丁的裝置，結果動物也能自發的開始這種行爲。不過這種引發動物行動的實驗，是否與人類抽煙習慣有任何相似之處，答案並不明確。

抽煙爲人類帶來何種效果呢？香煙不僅刺激腦部（表1），還有潤滑人際關係及安定精神效果，這也是禁煙的困難所在。

第三章

抽煙與精神活動

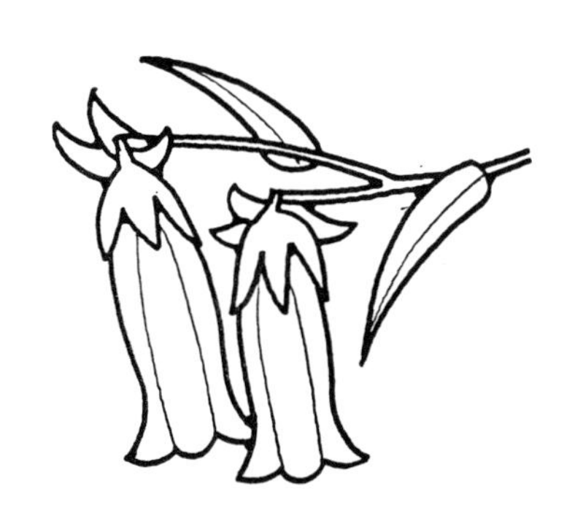

1. 香煙與情緒

香煙的味道與香味

所謂吸煙的行爲，乃是由取煙、點煙、吸煙、吐煙、凝視上升的煙等一連串過程所組成的，而就其香味對情緒的影響，則尚未研究出來。

不過，可從一般味道對我們情緒的影響先加以思考。

香煙含尼古丁已是衆人皆知的事實，尼古丁是所謂煙草的植物才能製造出的物質，因此，以煙葉爲材料的物質必含有尼古丁。香煙的味道與香味均和尼古丁有關，此外，香煙中的糖或有機酸等也會在燃燒時因分解變化而發生香味。

點煙時產生紫色的煙稱爲紫煙，不過在吸入吐出後的煙變成乳白色，其變化原因與粒子大小有關。從煙頭上升的煙是由小粒子所組成，因此會使波長短的光散亂而看來似紫色或青色。至於吸入口後，口腔內溼氣會使粒子變大，所以吐出後會呈乳白色。

自然植物燃燒時會釋放某種異臭的煙，爲排除這種異臭並加強其原有的香味，於是在生產紙卷時，添加適量的香料，這些香料大致可分爲第一香料、香煙醬和第二香料等三種。

第一香料是基礎香料，是所有製品共有的香料，它有促進煙葉燃燒、抑制刺激性及改良味道的效果。

香煙醬，故名思義其作用與調味醬一樣，添加後可掩蓋香煙所有缺點並發揮其優點。

第二香料是爲突顯各家品牌、完成香煙香味而添加的，亦稱爲頂尖添加料。這些依各品牌所使用不同的香料，在日本有香煙、洋酒（hilight）、乾燥水果（partner）、櫻桃（cherry）、薄荷（cabin, mr.silm, mild seven）、巧克力香料（mild deven）、東加豆（seven star）、蜂蜜（hope）等。

香氣與味覺

香氣與味道其實有密切關係。例如，感冒鼻塞時就難以分辨出味道，這是我們日常可經驗到的事。香氣是從鼻子經由口腔的鼻咽頭到達嗅上皮。爲調查嗅覺對味覺的影響，在鼻內塞入特氟隆製的鼻栓並灌入無臭空氣，避免香味從口腔逆流到達嗅上皮，以此方式來辨別飲用或食用的食品。

以咖啡實驗結果，能辨識出咖啡的有九十五%，然而一旦失去嗅覺後卻無一人辨識得

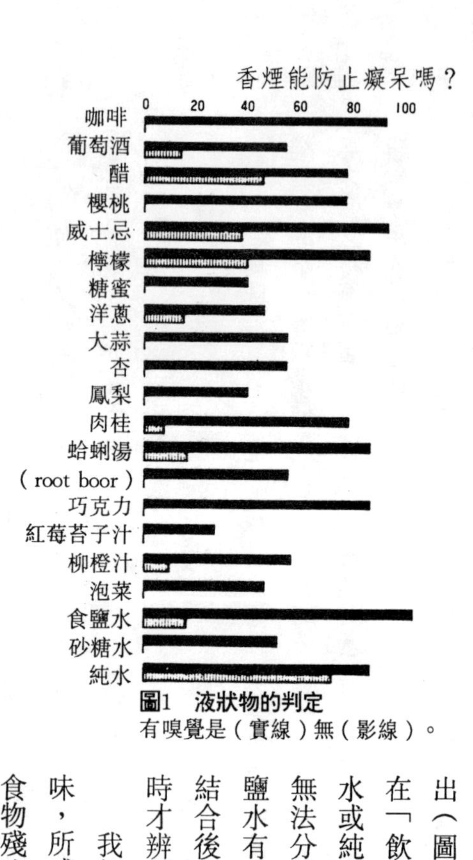

圖1　液狀物的判定
有嗅覺是（實線）無（影線）。

出（圖1），由此可知，喝咖啡其實是在「飲香氣」。更有趣的是，若以食鹽水或純水作相同實驗時，失去嗅覺下亦無法分辨出二者的差別，難道純水或食鹽水有香氣嗎？或是與香氣物質在口中結合後由後方到達嗅上皮，刺激嗅神經時才辨別出來的嗎？

我們在飲水時無法完全感受到其無味，所感覺的是混合了口腔內的粘液、食物殘渣、唾液等的「味道」，然後以經驗判斷出是「水」。食鹽水或砂糖水也是由口中原有味道和香氣共同形成的香氣與味道。

何謂香氣

香氣本身和其他感覺一樣，很難辨識。例如，讓學生就顏色與香氣來辨別（表2），首先讓學生看顏色來判斷，其次依顏色來猜氣味。

顏色	男子	女子	比率
橙	28	26	90.0
青	25	26	85.0
紅	26	23	81.7
白	13	12	41.7
金色	6	4	16.7
銀色	6	1	11.2

以男女各30名調查。

香氣	男子	女子	比率
玫瑰	6	8	23.3
酒精	4	6	16.7
食鹽水	3	6	15.0
汗	5	3	13.3
咖啡	3	4	11.7
香煙	3	2	8.3
大蒜	2	2	6.7

表2　顏色的氣味

自 T.Engen；The Perception of Odors, Academic Press, 1982修改

結果指出接近原本顏色的有八十%以上答案相同，不過在看到白色或黑色時，就會產生其他關連，於是這部分只有四十%左右答案一致。至於如金色、銀色等複雜色，產生不同感覺的更多，有一致看法的比率很低。

然而在猜測氣味時似乎更爲困難。猜出玫瑰氣味的有二十三%，咖啡味的只有十一%，在香煙味時多數人回答的卻是他種氣味，所以只有十%以下。由此可知，香味的判定須建立在味覺、視覺及當時狀況等缺一不可的條件下。

那麼，香氣有什麼特徵呢？其一是順應性。一般在嗅過香氣一段時間後，就很難再感覺出其味了，這是由於順應性將嗅覺神經變成無反應狀態。至於所謂的習慣狀態，雖在末梢受容體或神

經有反應，卻會受制於中樞神經而使人無意識，比如外面的風聲，若豎起耳朵聽就聽得到，但如果集中心思在工作上就聽不到了。氣味，似乎與這兩者均有關連。

另外要注意的是香氣的記憶。例如，嗅到某種氣味隔一段時間再嗅另一種氣味，對先前嗅的氣味有七十％的辨識力且能維持一個月，即使往後反覆多次也不會因此失去辨識力。這種情形若發生在對人的記憶上，通常九成的人會在十天後就逐漸失去記憶，若再久至四個月，則多半已不具任何印象了。因此就視覺印象上作比較，對香氣的記憶則顯現較持久的趨勢。

以上種種使氣味的特徵呼之欲出。尤其香氣本身即是很曖昧的東西，即使聞相同氣味時也不能十分確定，不過香氣卻有助於認識其他感覺（味覺），就算容易忘記，只要是曾經有印象的香氣，再長時間也很難忘記。

喪失嗅覺的人連帶會有味覺障礙、食慾不振等現象，而且在感情上也較壓抑、內向，易喪失某些記憶。

這些情形和嗅神經通路也有關連。嗅神經經由篩板進入頭蓋內時會以嗅球形態變成神經圓。而嗅索分爲二路，外側嗅索直接前往扁桃核，內側嗅索則經由中隔核藉腦梁上條、分界條將線維送達海馬或扁桃核。

海馬是維持長時間記憶處，而扁桃核是專司發怒、恐懼、快感之處，亦對香氣和情緒有直接作用。

現就這些作如下說明。我們腦外側所覆蓋的新皮質使我們對外界產生知覺而有反應及運動，這非僅肉體上的運動，例如，在側頭葉的第一次聽覺野所感受到的言語，會在所謂連合野做更高層次統合情報及分析語言的意義，這個情報再傳到位於前頭葉側後方的運動性語言中樞時，就會將語言以行為表達出來。

另一方，嚴格說來在我們腦部深處的兩半球內面，下面，側頭葉內部等亦有專司所謂情緒活動的邊緣系部分（圖2），如前述的海馬是司掌短、中期記憶部位，扁桃核是司掌發怒、恐懼、敵意等激烈情緒活動的部位。我們所見、所聽均經由大腦皮質將情報送至海馬來貯存記憶，總合所有貯存的情報再對所見事務加以判斷。

如果扁桃核受到破壞，就會失去恐懼感，包括人類都會出現異常柔和的狀態，此外扁桃障礙還會導致癲癇患者極端狂暴的行為。不過我們對一般所見、所聽之事產生的恐怖、發怒等情緒，還是受邊緣系與部分視丘掌管。

若爲辨識某香氣而刺激嗅神經時，其一方面會經由嗅球直接傳遞情報至扁桃核（圖2箭頭處），另外神經通路的分枝會藉中隔通過分界條，也將訊息傳達扁桃核，兩者最後均傳抵海馬處。

由此可知，嗅覺刺激與其他感覺不同，不須藉由大腦皮質，而是直接刺激邊緣系，由於在此並未經由理性判斷就直接刺激情緒活動。至於理性，則是在以後的情緒活動中再加以分析。

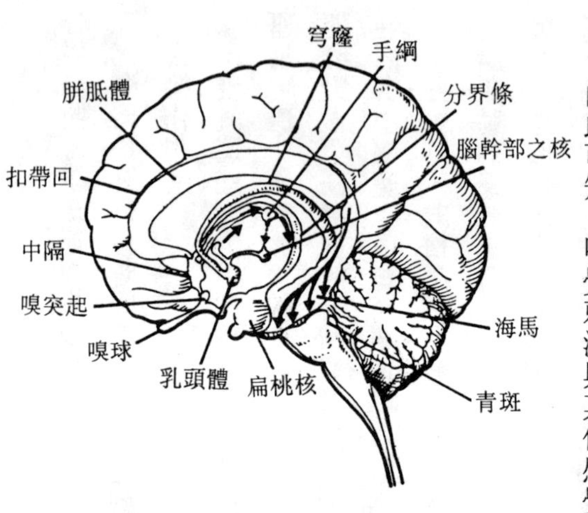

圖2　大腦邊緣系之構造
進入嗅球的香氣情報，經由外側嗅索直接進入扁桃核、海馬。藉由內側嗅索、中隔、分界條，依然送回扁桃核。

香氣的效果

香氣亦可爲其他情報處理帶來作用。當外界刺激藉由大腦皮質傳至邊緣系的同時，香氣亦直接提高邊緣系之活性。故鄉潮水的香味或飄蕩水田的水稻香，均加强人類視覺上回憶、扮演情感上的角色。

這種種情緒活動變化，除影響下述知

覺上的辨識力外亦對行動造成影響。抽煙時，最大作用部分是尼古丁引起的點火動作，其餘如抽煙的時間、香煙的氣味則是產生所謂的統合作用。

情緒活動可藉由腦內視丘下部調節荷爾蒙分泌。人有不順心事就會失眠、喪失食慾，甚至會搞亂女性的生理周期，此外，亦會影響到因壓力而分泌的副腎皮質，因此可說，人類體質亦間接受香氣的影響。

弗洛依德是老煙槍，曾在被迫戒煙時表示創造力、想像力均因之顯著減退。這種情形一般人或許會解釋爲尼古丁作用，然而若說是香煙造成的統合作用，相信較爲貼切。

作爲日本人精神象徵的故鄉童謠的歌詞中，就經常出現有關香氣的詞句。如「朦朧月夜中」的「夕月高掛天空、香氣淡」，及「夏天到了」中的「水晶花香味般的圍牆」飛來杜鵑等。

我們多半在專注於香氣直接效果時，忽略其提高情緒的作用。然而沒有香氣的世界如同是失去感受喜悅的世界。奧利巴·札克斯在「弄錯妻子與帽子的男子」中，以一個嗅覺喪失者的立場有如下的敘述「人藉嗅覺聞得到他人、書本、街道、春天的氣味，一旦失去，世上所有東西將變得乏味」。

香氣對吸煙者來說是不可或缺之物，以香氣可發揮香煙多種作用而言，相當於扮演背景音樂的角色。

2. 認識與行動

自覺的抽煙效果

抽煙在提高知性活動或創造力方面，是否藉助尼古丁作用?或是由於他種成分、獨特香味、吸煙時的行爲等均帶來深具意義性的疑問。

如前述過的，尼古丁具有類似乙酰膽鹼的作用，是在一九一四年由英國的亨利·迪爾發現的。尼古丁會和乙酰膽鹼的受容體結合是十分不可思議之事。爲何擔任我們體內最重要的神經傳達物質的受容體（之一），會僅對香煙中的尼古丁發生反應呢?而且藉由兩者偶然發生的反應，才使得體內存有尼古丁的事實被發現。

在我們腦內神經中樞的大腦皮質細胞中的乙酰膽鹼受容體，因有蕈毒鹼性故不會和尼古丁產生反應。然而若對大腦皮質細胞投予尼古丁時，卻能提高其亢奮並釋放蕈毒鹼，由此足以説明，尼古丁確實具有刺激大腦皮質的作用。

現在就尼古丁作用的行動順序加以研究，首先是注意力，依問卷調查結果發現，抽煙者本身相信抽煙有助於思考和集中注意力，作某件事或工作中某時間適時吸煙，可提高往後的工作效率。

另外，觀察讓人看光時的反應，或提出解決問題的實驗，亦發現凡被强迫禁煙者均反應緩慢，須花費較長時間處理問題，反之，同樣測驗抽煙者結果，則反應較快，效率也較提高。

問卷調查中多數抽煙者均認同抽煙有解除不安的優點。馬蓋尼爾針對抽煙動機加以分析，列舉出「神經質焦慮」，所謂神經質焦慮即不安或憂慮。將男女在焦急、發怒時所出現的情緒加以比較，結果女性抽煙率較男性爲高，而對學生進行調查結果，發現亦有八十八％回答抽煙動機是爲解除不安。

加州大學的內斯比德亦做了以下深具趣味性的研究，他讓抽煙者吸已點火與未點火的雪茄，再加上電擊刺激來觀察其忍耐程度，結果抽已點火雪茄者的忍耐度明顯增加，而抽未點火的不吸煙者忍耐度則降低。由此說明，吸入尼古丁是香煙增加忍耐力的首要條件。

導致戒煙者再度吸煙的理由中，有四十二％是爲應付不要與恐懼，而二十六％認爲是來自社會的壓力，十二%是爲應付壓力，此外工作上引起的不安因素也不少。由此可知，工作上的煩惱，影響再度吸煙的機率很大。

禁煙引起的心理弊害

吸煙若能帶來心理平靜，那禁煙是否會造成弊害呢？某位女性曾說自己在戒煙後體質變壞，再度吸煙後又恢復正常的話，這時聆聽的對方女性亦苟同其說法，並表示相同情況也曾發生在他的朋友中。

英國曾針對戒煙是否導致死亡率加以調查，發現自一九五一到一九七一年的二十年間，戒煙的英國人有喜劇性的增加。針對六十九%亦即三萬四千以上的英國醫生調查中，一九五一年時其平均一天吸九·一支的量，等於所有同年齡英國人平均抽煙量的八十八%，不過到一九七一年時，已降到平均一天三·六支，只是同年齡英國人平均抽煙量的三十七%。

在調查戒煙與醫生死亡率之間的變化時，首先將英國六十五歲以下男性各種疾病的死亡率與醫生的加以比較，調查醫生因何種疾病死亡較多，然後討論比較二十年間吸煙率的變化。

死　　因	1949－1953年			1970－1972年		
	醫 師	一般人	比	醫 師	一般人	比
心肌梗塞	345	249	139	261	305	86
腦 中 風	106	76	140	44	54	81
肺　　癌	46	92	50	31	97	32
其他腫瘍	131	165	79	106	128	83
支氣管炎	18	76	24	13	45	29
肝 硬 化	12	5	240	14	5	311
自　　殺	61	27	226	55	16	335
事　　故	42	61	69	60	47	128
其他原因	247	378	65	81	124	65
合　　計	1008	1129	89	665	821	81

表2　一般人與醫生因疾病死亡人數的變化

醫師死亡數與一般人死亡數之比以100掛比率。

註：所謂一般人是指醫師與一般人死亡率相同時來計算何人死亡。

自 P.N.Lee； British Mebical Journal 2：1538, 1979 修改。

就醫生與一般人罹患相同疾病的死亡率來研究其間的差別。這項比率達一〇〇%時，表示兩者並無差異，一〇〇%以上時顯示醫生死亡率較高，而一〇〇%以下時則一般人較高。就一九四九到一九五三年間，死於心肌梗塞、腦中風、肝硬化等疾病或自殺等死因，調查顯示醫生較高，若因肺癌、其他腫瘍、支氣管炎、事故死亡等，則顯示一般人較高（表2）

那麼二十年後情況又如何呢？期間在醫生抽煙率已減半的情形下，以一九七〇到七二年間導致死亡的各類疾病加以調查發現，一九四九到一九五三年間，醫生方面因心肌梗塞與腦中風死亡的比率較高，而一般人則以肝硬化、自殺、事故死亡的比率較高，因此，就整體而言，其實與二十年前的死亡比率並無任何差異。

將醫生死亡率變化再與社會地位較高的上層階級人士的死亡率加以比較，在其他地區的戒煙率尚未顯著下降的情形下，以一九七〇到七二年間進行調查。如果將醫生死亡人數減去上層階級者死亡人數是負數的話，就代表醫生死亡人數是零，亦即因戒煙才存活下來。若得到的差額是正數，那就表示損失性命。

死因	醫師	上層階級者	救命	損失
心肌梗塞	261	344	83	
腦中風	44	60	16	
肺癌	31	39	8	
其他腫瘍	106	100		6
支氣管炎	13	10		3
肝硬化	14	10		4
自殺	55	29		26
事故	60	30		30
其他原因	81	77		4
合計	665	699	107	73

表3　醫師與上層階級者的病患死亡人數的比較

註：上層階級者指醫師的上層階級者相同比率死亡時的死亡數。

自P.N.Lee； British Mebical Journal 2：1538，1979 修改。

醫生方面在心肌梗塞與腦中風有顯著的救命效果，不過在肝硬化或自殺卻損失較多生命（表3），而兩者間差額是三十四人，僅占全部死亡人數的五％，其中包含重要性啓示。戒煙確實可減少若干心肌梗塞或腦中風的死亡率，但未必會導致症狀輕微者走上自殺之路，反倒增加多數人生活在不安與焦慮中。

提出這些報告的李先生並在『英國醫學報

導』的一篇論文中有以下結論：「在抽煙有緩和壓力的作用下而予以禁止，會對相關疾病死亡率的增加造成負面影響」。

壓力與抽煙習慣

當人失去緩和壓力的手段時，通常會以開快車來追求情緒上轉換或以飲酒來忘記壓力，不過最極端的結果會導致自殺。若能以有益性方面來加以考量的話，不妨以香煙做爲輕便解除壓力的方法。

焦急與事故死亡有其關連性。將戒煙中的吸煙者與曾經是吸煙者和從不吸煙者加以比較時，前二者較易表現怒氣。調查參加戒煙診療者中，有八十三％是有煙癮者，四十七％是一般吸煙者，而學生吸煙也占六十五％。所有人均認爲發怒是促使吸煙最大理由之一。一般顯示，戒煙中會提高敵意與攻擊性。怒氣是多數戒煙者再度吸煙的理由。

針對上述事項看法的改變，就會有如下的思考。

吸煙者原本較易發怒、產生敵意及不安，因此這些本性會在戒煙時顯現出來的說法亦能成立。無論如何，不能對吸煙帶來安定性格、戒煙造成不安定的看法加以否定。

常說現代是壓力社會。四十歲以上年紀者有十一％患糖尿病，照食物種類來說，歐美所攝取的糖分、脂肪要高出日本許多、肥胖度也大，爲何日本的發病率會超越美國呢？究其原因除營養問題外，壓力恐怕扮演了很大角色。

因此，若以抽煙作爲解除壓力的有益手段來看，李先生的統計結果亦能被理解。吸煙確實是造成肺癌或心肌梗塞的部分危險因子，不過現代因壓力引起的心肌梗塞、腦梗塞等病增加的事實、亦不容忽視。

在現代社會中抑制焦慮、不感情用事、人際關係、事業成功等倍受看重下，社會經濟性的失敗，可能是增加壓力的最大導因。

如此一來，吸煙似乎和個人生活品質的規劃發生關連。對抽煙的接受與否，最後的決定權相信應在於自己的取決。

在歐美如大麻等溫和性毒品均趨向解禁時，有可能將香煙取而代之。在社會生活管制少、多數行動均取決於個人的强烈趨勢下，即使不吸煙亦不難找到解除壓力以外的方法。除去道義不談，在美國就可輕易取得獵鹿執照，以打槍做爲另一種消除壓力方法。

然而管制多的日本，在日常生活中難以取得替代品的情形下又對香煙加以限制，可能是更助長壓力的形成。

香煙是人生必須品。然而就其罪過部分到底已達何種程度，至今尚無定論。在現今擴大的禁煙運動下，抽煙人口的減少或許只是統計上的顯示，然而抽煙的問題在生活方法上或許會有令人意外的重要發現。人類對嗜好品自由選擇的範圍到底可達何種程度?在功與過兩方面，過的範圍又是多少?以香煙造成社會及空氣污染方面可視為過，那功的方面，容許度又達何種程度呢?

香煙能防止癡呆嗎？

第四章　香煙與肺癌的關係

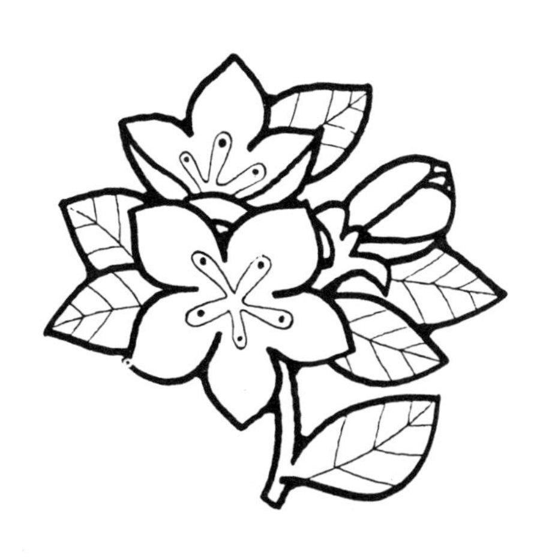

1.不可思議的統計

抽煙量與自殺率

過去有某雜誌刊載一篇類似笑話的故事「戰爭與馬鈴薯的關係」，描述一次、二次世界大戰時美國某地區突然馬鈴薯豐收，於是人們認爲此一現象乃是戰爭導致的。即使是笑話，也有其嚴肅的一面。人們在迷信兆頭興起時，會將毫不相干之事聯想在一起。例如，在上班途中，正走到某條路時得知自己喜愛的力士獲勝，於是興起第二天若再走這條路，可能再獲勝的念頭，因而再走同條道路。我們常會在日常生活中，不自覺從事這類行爲。

爲調查二者間是否有因果關係，必須具備下列二項條件：一種是原因程度增加時，結果程度也加大。例如，容易患糖尿病者，據報告和運動不足成正比，相反地，每天運動量多的人，患病機率也就少。以此指標，就得出以下微妙的結果。

據報告：蛀牙多的人較易患心肌梗塞，而且蛀牙顆數越多發病率也越高。其他還有阿司匹靈可預防大腸癌等說法。不過仔細推敲，這些情形與其他相關因素亦有關連。例如，牙齒不好就會焦急，結果因而血管收縮導致心肌梗塞。

一天的抽煙量（支）	男性數	女性數	每10000人每年的自殺率
0	228545	291	1.09
0-19	29333	50	1.47
20-39	72200	166	2.00
40-59	27844	78	2.46
60以上	3740	16	3.78

表1　依抽煙量與自殺率

自 G.D.Smith；The Lancet, 340, 709, 1992**修改**

因此，條件之二就有其必要性。即使在排除其他因素亦即獨立因素的前提下，所得到有關數學上的因果關係，依然不足採信。以蘇格蘭的格拉斯哥大學的喬治·D·史密斯等所提出有關近來抽煙與自殺的報告爲例。對三十五歲到五十七歲約三十六萬名男性，進行十二年間的追蹤調查發現，期間自殺者有六十一名，而以每一萬人每年的自殺率進行調查時，亦顯示自殺率隨抽煙有增加的趨勢（表1）。

其中明示抽煙量與心肌梗塞、腦中風、自殺的相對死亡（圖1），依此報告顯示出腦中風、心肌梗塞隨抽煙量增加而加大，最終造成自殺的也多。針對此，又調查自殺是否與其他因素亦即糖尿病或心肌梗塞等患病有關。如果依先前的統計，抽煙的確會增加心肌梗塞，但若就其是否與自殺有關來討論，則顯示其間並無直接關連，亦即無法肯定抽煙是導致自殺的「獨立」危險因子。

衆所皆知，糖尿病是引發心肌梗塞、腦中風的獨立危險因子，但如果傾向糖尿病患有容易自殺的説法，那抽煙等於扮演兩者之間媒介的角色。正如「起風時桶店就賺錢」一般的理論。糖尿病患容易心肌梗塞，而心肌梗塞患者中又以抽煙者多，加上糖尿病患亦有自殺傾向，於是得到吸煙者容易自殺的結論。

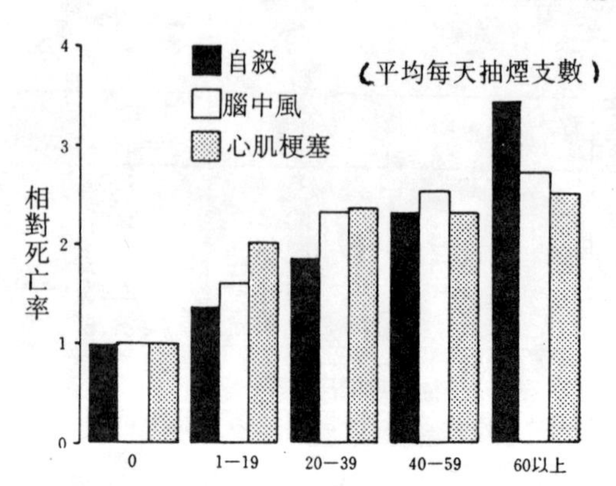

圖 1　因吸煙量引起自殺、腦中風和心肌梗塞的相對死亡率

自 G.D.Smith；The Lancet, 340, 709, 1992修改

即使統計數字亦顯示糖尿病或心肌梗塞患者有稍高的自殺率，然而卻不具任何意義。

低收入地區的吸煙率與吸煙導致自殺也明顯高出其他地區。但以黑人來説，抽煙者雖多，自殺率卻很低，亦可見兩者之間的關連，在統計上亦有低度的傾向。

其間的真僞甚至令人懷疑是與他殺有關，所謂的他殺在此是指被他人殺死。若以一天抽煙量從零、一到三十九、四十支以上作比較，零支代表他殺的死亡率時與抽三十九支者的相對死亡率是一•七一，超過四十支以上是二•〇四，即說明抽煙者與他殺關係的不成立。研究發表此項調查的史密斯認爲，即使勉強將抽煙與自殺連爲因果關係，也難以證明抽煙與他殺有任何關連。因此，針對三者間的假設，勢必放棄不可。

統計的信賴度

會得到如此結果的原因之一是測定方法不夠嚴格，將原本無害的因素也列入其中。例如，發生在一八八二年無數傷寒病的原因，又如一八五六年曾將抽煙視爲搖搖晃晃、雙手顫抖、腦梗塞、甲狀腺症（甲狀腺荷爾荷缺乏症）、聽覺障礙等的導因。這種種錯誤均源於缺乏對疾病真正原因的認識所致。

然而至今被發現導致心肌梗塞的危險因子，已達二百八十種左右。若以傷寒病爲例，處於傷寒病原菌下有患病也有不患的人，患病者是由於處在某狀態下所致。由此肯定出在病因尚未解明，即推測其因果關係並予以判定的作法。

結核病在發現結核菌前死亡率很低。一八六〇年，人口每一百萬中死亡人數約二千七百人，但發現該菌的一八八〇年左右，其死亡率卻多達二萬人以上，直到一九四五年鏈黴素的引進，才使死亡率降到五百人上下。

猩紅熱是連鎖球菌引起的，在一八七〇年每十萬人中的死亡人數，約有二千三百人左右，然而在該菌發現前的一八八〇年的死亡率僅一千五百人，直到一五三七年硫化劑的出現，才使死亡率減至一千人以下。

如果將對該病原菌有特殊作用的抗生物質，視爲與該菌死亡率之因果關係，也十分令人懷疑，爲何有人處於該菌也不患病，爲何特效藥開發前幾乎未曾見過該病？

這表示導致疾病發病與死亡非單一原因造成。例如咯血或腎臟異常的患者，其體內疾病局部的結核菌或細胞異常，在被發現前，並非絕對造成該病的病因。

正確說法應該是身體整個問題。因爲所謂的病因只不過具死亡上的意義。不過當然也有因果十分密切的情形，例如，飲用氰酸鉀就會死亡，原因在於司掌細胞內呼吸的細胞色素無法傳遞電子，使紅血球中的血紅蛋白喪失運送氧氣的功能所致。

今日多數複雜原因的慢性疾病或老人性疾病，之難以發現其真正危險因子，將與後述的抽煙、癌症與死亡率的情形是一樣的。

近來不斷進步的統計學，多半採用以資料套上公式的方法來計算結果，其複雜性可說已超過一般人甚至專家所能理解的範圍。

此外在統計時亦會針對各種條件下，與各種公式多樣化的比較，因此在應用統計前，個人的判斷就顯得十分重要。

達布林大學的斯克拉巴內克曾說過「人類非數字」，又將疫學（使用統計的調查）比喻爲「不鋒利的刀」，可見統計學資料的調查不得不愼重。

2. 癌症的死亡率

癌症的發病率和死亡率

一九九〇年阿布斯丹曾發表一篇「我們與癌症的戰爭逐漸敗北，究竟何錯之有？」的論文，其中敘述癌症在現代已擴展至流行病的領域，其發病率三人中有一人，死亡率四人中有一人。整體而言，自一九三〇年來，癌症發病率已在穩定增加中。

牛津大學的杜耳亦在一九九一年的『美國疫學會雜誌』中有如下敘述：

「近年來關於癌症的研究已出現振奮人心的結果，不論是發病率或死亡率均如預期一般的減少。」

然而與此相對的意見也不斷增加，爲何同樣是基於對近來美國與其他先進國家癌症的調查統計，還會有如此懸殊的差異呢？

顯然要追溯迄今癌症發病率與死亡率上的統計資料。一九五〇年以來，美國癌症死亡率不分年齡中，顯示男性增加而女性若干減少的趨勢，其他先進國家亦有類似傾向。男性不論在發病率或死亡率上均有增加，而女性是減少或沒有變化。男性在整體上均增加的情況下，是否意味著真與癌症發病率有關呢？

比較近來癌症發病率與死亡率時，發病率有顯著增加，因爲在不受各種延長壽命對策、手術翻新、患者抵抗力增加及化學療法效果等影響下，使調查發病率較檢討死亡率來得容易得多。以延長五年壽命來說，六十歲發病的死亡率大約在六十五歲前，但若接受有效治療，可能再延長五年壽命，亦即可活到七十歲，這結果顯示，不分年齡的死亡率低於六十五歲。

至於發病率（發生率）的激增，是由於應用了更新收集資料的方法顯示在數字上之故。癌症如果在初期症狀時即加以治療，發病率定不會如檢診技術引進後般增加，癌症報告的數字也可相對減少。

況且以診斷後的數字作爲發病率之紀錄，其間多少會有所出入。例如七十歲以上男性有四分之一，其前列腺組織在顯微鏡下顯示有癌，然而據報告，七十歲前的前列腺癌的發病率僅二·五%，這四分之一被列入癌症記錄者，若不是透過精密的檢診，其不被診察出來的機率還是很大。因此真正所謂的癌症患者，應該是那些因癌細胞擴大才到醫院受檢查的人。

影響發病率的尚有其他因素。例如，在狹窄地區進行診察，或受致癌細胞在病理學上定義及診斷技術等影響。而細胞在惡性與良性領域上的判定，亦爲發病率帶來不同的結果。

癌症多半出現於老人，然而在高齡資料缺乏可信度及接受檢診意願等因素下，也間接影響到發病率與死亡率。因此，即使某地區有發病率的變化，亦不能斷言是癌症引發的。

若以年齡別對癌症死亡率變化加以檢討時，就會有以下的發現：

先進國家自一九六五到八五年間，三十五歲以下男女因癌症引發的死亡率有逐漸減少趨勢，三十五到七十九歲女性所有癌症死亡率均減少，而男性卻增加，至於八十歲以上的死亡率則男女均有增加。

就美國自一九七〇到八七年間的統計顯示，二十歲到四十歲的男女，因癌症引發的死亡率有減少約二十%，在此即可看出杜耳前述樂觀看法的理由，若避免統計上的詭計而將年代限定在一九七三年後，死亡率就明顯的增加。

針對癌症發病率、死亡率，即使綜合各時代的變化、年齡的變化、發生部位變化等因素，似乎還是無法予以確定。

其理由何在呢？

癌症非單一疾病，乃是多數細胞病變再加上受環境因子或個人生活方式等因素的影響。

目前爲止首先被概略認定的傾向如下。第一是肺癌增加，不過亦有少數國家開始減少。再則全世界有胃癌減少的趨勢。此外，黑色腫（皮膚癌的一種）或高齡女性的乳癌、前列線癌均有增多現象。

左右癌發生率的因素

爲何在討論到對抗癌症時總會出現相反的見解？

現象之一是伴隨人口高齡化。癌症發病（發生）隨年齡增長而加大。據美國對癌死亡率的統計，發現三十到八十歲間有逐年增加的趨勢（圖2）。除大腸癌外，亦是多數癌症的共同現象。

遺傳因子的突變被認定是起因，在隨時可能發生的條件下，活得越久患癌率自然也越高。以下就數字上加以檢討。

以人類來說，起碼需要數個遺傳因子的突變才能導致一種細胞的癌化。若以N代表這個數字時，細胞對N個遺傳因子突變的機率是年齡的N次方〈$(年齡)^N$〉，因此癌症發病率是隨年齡指數而增加。

究竟需要幾個遺傳因子突變，細胞才會癌化呢？目前認爲是二～七個，例如白血病就需要二～四個細胞的突變。

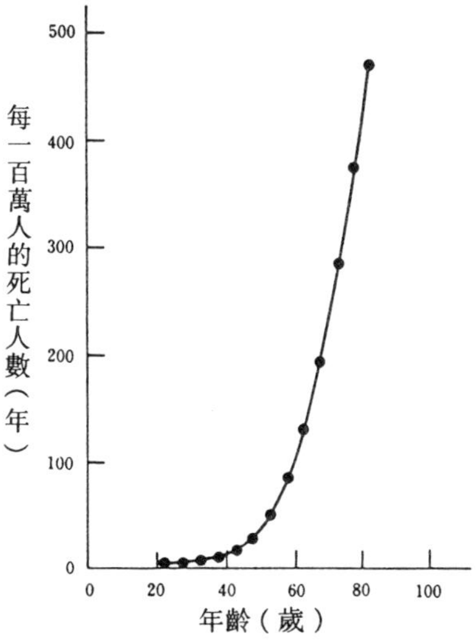

圖 2　大腸癌的死亡與年齡之關係

以此推論，若年輕時患癌者少，年紀越大就越易患癌，反之，若年輕時就感染疾病或死亡，那將來的患癌率也會下降。

其二是環境因子。癌症發病率會因國而異，例如皮膚癌在皇后島最多，印度的孟買最少，且兩地的差異高達二百倍以上

癌種類	癌症發病率最高地區	相互差異	癌症發病率最低地區
肺　癌	英國	35	奈及利亞
胃　癌	日本	25	烏干達
肝　癌	莫三鼻給	70	挪威
皮膚癌	皇后島	>200	孟買
大腸癌	美國	10	奈及利亞
乳　癌	美國	15	烏干達

表 2　患癌率的地區差異

自 R.Doll； Nature, 265, 589, 1997修改

（表2）。此外亦受外來移民人口或與當地人通婚等因素影響。以上種種均顯示空氣污染或病毒感染等環境因子與患癌之相互關係。

其三是診斷法與治療法的改善。以白血病爲例，若施以適當的化學療法或骨髓移植可獲得約八十%的治療率（至少有五年以上的存活率）。此外，早期發現早期治療亦相對減少其死亡率。

其四是統計上的問題。整體而言，到目前爲止，還未得到任何關於癌症年齡別的發病率與死亡率的結論，可由本書其他章節中得知。

問題在於大衆傳播媒體的反應。如有關抽煙與自殺之關連、阿司匹靈可預防大腸癌等說法，一旦經由報導揭露，等於假藉醫學學會之名對病因作了若干程度的解明。

一九八六年英國醫學協會曾針對禁煙運動家做過以下的批

評。

「往往在任何新報告未發表前，即巧妙運用引人注目的數字公諸大眾。」

這些故意藉用艱深統計學上理論的資料，使讀者甚至媒體也難辨其真僞，其中抽煙會致癌的說法就是最明顯的例子。

3. 抽煙與患癌之關係

佩特對「香煙引起死亡率」之計算

一九五〇年牛津大學的杜耳與比爾曾在英國醫學雜誌發表一篇「香煙是導致肺癌的重要因子之一」的文章。

目前美國、加拿大、歐洲某些地區抽煙量均已逐漸減少。美國癌症學會除了在一九八二年，曾針對三十歲以上的一百萬國民進行抽煙的問卷調查外，亦調查一九八四到一九八八年間的死亡率。英國牛津大學的佩特等遂利用以上這些統計資料，在一九九二年五月發表了一篇名爲『柳葉刀』的報告。

他特別提出一九八五年美國軍醫總監所發表的資料加以說明。在一九八五年美國總死

死　因	吸煙者	非吸煙者＊
肺癌	296	12
食道癌	18	4
心肌梗塞	407	160
腦血管障礙	52	19
呼吸器病	70	12
全體	1464	502

註＊：其中包括不規則抽煙者

表3　每十萬人中各類病的死亡率（美國男性）

自 R.Peto； The Lancet，339，1268，1992 修改

亡人數的二百一十萬人中，死於可能是抽煙導致的肺癌有十二萬人，相同原因導致心臟病死亡的有十四萬三十四人，總共死於抽煙的有三十九萬人（男性占三分之二），近總死亡人數的五分之一，其中死於肺癌的僅占二十八％。

於是再將吸煙與從不吸煙者患各類疾病的死亡率加以比較。從五十五到六十四歲的十萬名男性中，因抽煙死於心肌梗塞的有二百九十六人，不抽煙者有十二人，而死於肺癌則較多，吸煙者有四百零七人，不吸煙者有一百六十人。整體看來，十萬名男性中，吸煙的總死亡人數是一千四百六十四名，不吸煙者則是五百零二人。

再就年齡來看，可參考以上死於肺癌的吸煙者占全部死因的比例表（表４）。以三十五到六十九歲男性為對象，患肺癌的比率是二百零三比二百十七，因吸煙導致死亡的占九十三．五％，是總死亡人數的三十五％。女性則相形見低，是三十七

年　齡	性	肺　癌	所有死因
35－69歲	男	203/217	774/2216（35％）
	女	37/56	141/1307（11％）
70歲以上	男	134/148	561/2876（20％）
	女	29/48	175/3850（ 5％）
全年齡	男	338/367	1335/5601（24％）
	女	65/104	316/5433（ 6％）

表4　先進國家的死因中起因於抽煙比例
自 R.Peto；The Lancet，339，1268，1992修改

比五十六，死於吸煙的占六十六％，僅占全部死亡人數的十一％。至於針對高齡者的調查，死於吸煙的男性占總死亡人數的二十四％，女性則只有六％。

此外以先進國家爲例，一九六五年死於吸煙的有九百萬人，一九七五年一千三百萬人，到一九八五年已增加到一千七百萬人，預計在一九九五年可能高達二千一百萬人左右。

佩特之所以根據以上數字，統計出先進國家因吸煙致死者占總人數二十％的結論，亦是受到其他研究者之利用。也因此在一九八五年提出「吸煙者在壽終正寢前可能死於吸煙的約占全體四分之一」的推斷。不僅如此，他亦在香煙與健康的國際會議中做如下陳述：「三十五到六十九歲中有三分之一是死於吸煙」。如此一來等於說明吸煙人數已達全人口的三分之二，且均死於吸煙。

斯克拉巴內克的反論

其針對該項誇張的統計亦提出以下的報告。

倫敦王立內科醫學會在一九六二年曾發表「三個老煙槍中有一人會在六十五歲前死亡」的報告。WHO(世界衛生組織)也在一九七五年提出「整體而言，吸煙者的死亡率要較不吸煙者高出三十~八十%比例」的報告。另外美國人壽保險公司在一九七九年亦統計出吸煙者的死亡率是不吸煙的二·五倍。達布林大學的斯克拉巴內克遂依據以上數字計算出三十五歲吸煙男性的平均壽命爲七十二年，女性爲七十七年，亦即吸煙者也能長壽的結論。

據英國宣導戒煙的手册中記載，戒煙可使吸煙引發的疾病危險性在十年內驟減，若針對此項說法來預估，英國在一九五八年吸煙男性占七十五%，女性占五十%，即使到一九八八年已降到男性三十三%，女性三十%的比率，不過在一九六二到一九八二年間只有五萬人被推斷爲死於抽煙，是現在的三分之一。以男性爲例，爲何在吸煙者幾已減半的情形下還出現如此數字?可見佩特所提出的「多數先進國家，死於吸煙人數迄今仍在增加」的論點，並不足採信。

斯克拉曾說。

「對多數人而言，人生是充滿苦惱、難以忍受的，享受人生照理應受到適當鼓勵，尤其以士兵、囚犯、孤獨、失去親人者、老人、不被人愛者等，對這些人來說，香煙是唯一可提供最後友情安慰的東西。」

針對WHO反對香煙的條款，斯克拉亦提出反駁。在列舉的六項權利中有五項是不吸煙者的權利，吸煙者唯一的一項權利竟是「任何欲斷絕吸煙習慣者，均有受到鼓勵的權利」。

對吸煙者來說形同虛設的權利。表示即使香煙多半是窮人、煩惱多者的朋友，但基於吸煙者也會選錯朋友的說法下，希望能藉此機會與壞朋友絕交。

儘管統計上不斷誤導吸煙可能立即致死的說法，得到的卻是吸煙亦可長壽的結論。倫敦教育局曾表示「吸煙女性比不吸煙高出七十五％比率會在六十五歲前死亡」，但實際上，吸煙女性有八十三％，不吸煙的有九十％比率均可活到六十五歲。

没有香煙的社會

從統計上來看，抽煙者的壽命確實比不抽煙者來得短。然而以人類生存方式加以考量的話，抽煙若能解除精神上的煩惱，至少要比無精打采的人生來得更有價值。

没有香煙的社會真會比現在更健康、幸福嗎?過去可享受在寬廣野外散步的情景也已被現今的高樓、擁擠狹窄的道路及忙碌的生活所取代。高齡者無法跟進日新月異的科學技術、擔任主管者唯恐與年輕的新進員工一起學習，會自暴其短而避免在現場工作，因此常聽到年長者發自心底感歎「時下的年輕人……」。

在公司爲生存而減少管理級職務的趨勢下，使主管應有態度的時代也成爲過去式。處於這個時代，若能以努力、忍耐、克己來規劃新人生、開拓新道路，當然是最值得讚賞之事，然而人類並非具備如此道德的生物，如果處於一個不能容納悠閑抽煙的社會，那何處才能擁有自己的時間、空間呢？

數百年來，人類早習慣藉抽煙來增加喜悅並克服各種難題。在香煙對死亡率或肺癌發病率的影響尚未真正解明前，其優點早已達無法數量化的領域，諸如有益精神安定、促進創造力等是無法計算出來的。

若將造成懷孕的性行爲視爲淫褻的快樂行爲並不正確，那畢竟是延續種族的必要行爲，況且若沒有伴隨快樂如何進行性行爲，生物皆然。難道人類爲進化從事的必要性行爲是不道德的感覺嗎？然而自古至今，人類均能排除這種感覺，以享用美食的滿足感來進行性行爲，因爲這是與生俱來的本性。

同樣道理，人生若經常採用循規蹈矩的消遣方式，是無法達到解悶及轉換情緒的目的。或許視飲酒、抽煙較其它消遣方式危險更少的時代即將來臨。

4. 抽煙與性格問題

抽煙者的性格

性格對抽煙與肺癌之關係有何影響?首先可就抽煙傾向與性格之關係加以探討。

遺傳性格可達到何種程度?關於這個問題，美國明尼蘇達大學曾利用同卵雙胞胎進行長期的研究，並在一九九〇年二月號的『科學』雜誌，發表一篇遺傳決定大約七成性格的論文。

有關抽煙的遺傳，若同卵雙胞胎其一爲抽煙者，另一個抽煙比率是七十五%。若是異卵雙胞胎時，其一抽煙，另一個五十%也會抽煙，至於以一天吸煙量來看，兩者情形更爲類似。

抽煙者是否具有特殊性格?根據倫敦大學的漢斯·J·艾森克的研究，吸煙者個性外向較多，不吸煙者則內向爲多。

所謂外向是指對外的關心，決斷快、好動、會立刻表達情感的性格。反之，內向的人則多具保守、消極、記仇以及倔强、潔癖等特質。

聞名的克列茲基馬的性格分類說，將類似精神病發病前的性格分類爲分裂質、躁鬱質、癲癇質，其中分裂質有(1)非社交型的認真(2)神經質且害羞(3)順從又友善等性格。

躁鬱質是(1)社交型的親切、溫和(2)躁狀態的人開朗、活潑(3)鬱狀態的人殷鬱、文靜、不活潑等性格。

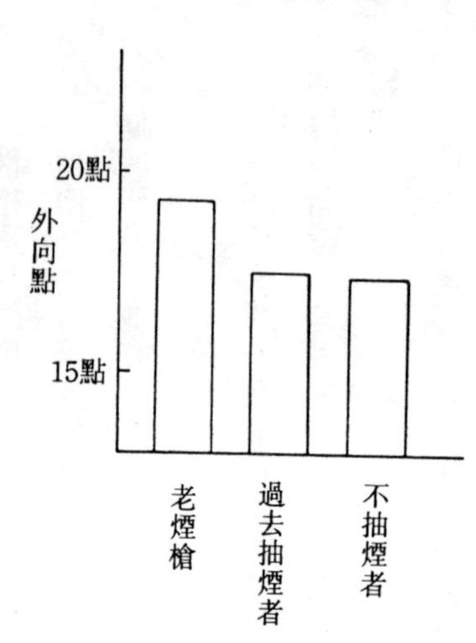

圖 3　45－50歲的男性抽煙與外向性
自 H.J.Eyseng, 1965修改

將這些性格與抽煙對照結果，抽煙者多爲外向、躁鬱質性格，尤其是老煙槍的外向、富攻擊性、活動性、喜愛社交、獨立等性格與不吸煙者的內向、文靜、非攻擊性呈强烈對比。

生活態度與抽煙

若將內向、外向與抽煙、不抽煙者的生活態度加以比較，就會發現有趣的現象。一般抽煙者家庭啤酒的平均消耗量要比不抽煙者多出二到三倍，咖啡消耗量也高出七十三％以上。飲食方面，抽煙者家庭攝取瘦肉和蛋的比率要多過穀物、蔬果，更有趣的是在男女性經驗方面，據俄亥俄大學的報告指出，男性抽煙者約八十五％有過性經驗，而不抽煙者只有約五十五％。

這類具有活潑、外向、渴望積極進行男女交際、實現性關係性格者多半有性經驗，其實並不令人驚訝。女性抽煙與不抽煙在性經驗方面的差異更爲顯著，因爲基本上女性就較易性內向。前頁圖3中表示四十五到六十四歲中年吸煙男性與外向之關係，上列圖4中代表二十歲白人女性的性經驗與抽煙之關係，可作參考。

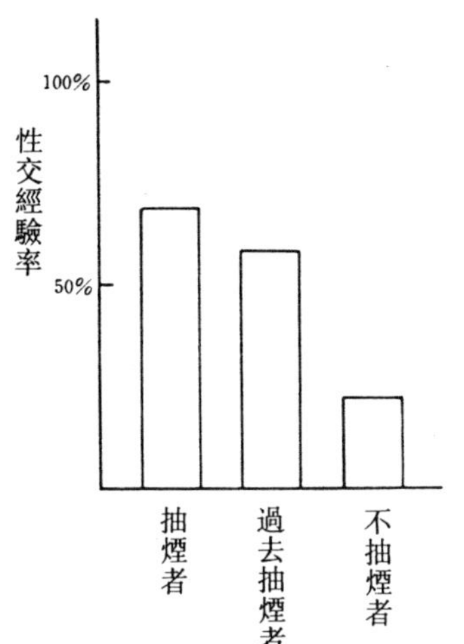

圖 4　20歲的白人女性抽煙與性交經驗
自M. Johnson, Ohio State University, 1988修改

抽煙不僅與性格有關，也牽涉到其他生活態度。因此在討論到肺癌與抽煙之相

關性時需要更加注意。尤其性格與患癌可能有所關連時，就有必要將性格、遺傳的起因與抽煙的因素加以區分。

性格與疾病的關係

最早以性格與疾病關係受到矚目的報告，是由美國心臟病學者夫利得曼與羅森曼所提出的，他們將心肌梗塞患者具有的特殊性格命名爲A型，這種性格富攻擊性、易發怒、有敵意。反之，溫和、競爭心的性格則被命名爲B型。

過去以來曾不斷針對罹患癌症者可能有此性格傾向作過相關討論。這種人通常表現順從、忍耐力强、具協調性、較少自我主張，被周遭視爲「好人」，對他人伸出援手、犧牲自我，又有「理想鄰人」之性格。

位於舊金山的加州大學精神科教授里迪爾、達摩、夏克將其命名爲C型性格。

爲何具有C型性格者容易罹患癌症呢?里迪爾提出以下假設，C型人物喜歡帶給他人喜悅，爲抑制自我慾望可忍受痛苦，然而其本身並不覺得這種痛苦，疲勞轉變成的遲鈍是身體發出的抗議訊息。

在精神也不會强烈感受到孤獨、悲哀與恐懼，這種不願加重他人負擔也不反對他人的情感抑制，使得不論身體或精神所發生的訊息均被忽略。

那麼和患癌又有何關連呢？里迪爾認爲人類面對壓力時，首先會產生高層次的意識，亦即大腦皮質（新皮質）的反應。然而在强烈壓力下有可能變成以下意識隱藏壓抑痛苦的方式來應對。身體以高層次意識應對時消耗的是自律神經、内分泌，而下意識反應消耗的卻是與免疫有關的神經肽，因此，C型性格常以下意識來反應疲憊就會逐漸降低免疫功能，所以較易患癌。不過這也只是針對C型性格者所提出的假設而已。

容易患癌的性格

具有某種性格者真的容易患癌嗎？

倫敦大學的克洛沙特·馬丁科特針對一九六五到一九七六年，人口一萬四千人的南斯拉夫小鎮克魯班加，做疾病性格之追蹤調查。另外也針對一九七二到一九八二年德國海德堡進行相同的調查，將結果分爲四種性格，以下舉例說明：

第一類型是對失去丈夫孩子或工作所產生的壓力始終無法忘懷，而有絕望、無力感。第二類型是無法獲得某對象時產生的壓力，因而容易發怒、富攻擊性、興奮，與第一類型反應完全不同。

第三類型是同時具有前二者類型反應的人，而第四類型是以自我自律性來應付壓力的人。克洛沙特等將第三、四類型視爲健康的被實驗者。

對南斯拉夫的研究結果，第一類型者有四十六·二％死於癌症，八·三％死於心臟疾病。第二類型死於癌症的有五·六％，死於心臟疾病的有二十九·二％，至於第三、四類型者癌症死亡率還不到二％。

同樣傾向也出現在海德堡居民。例如，第一類型死於癌症的有十七·四％，死於心臟疾病的僅一·八％。第二類型死於癌症的有五·九％，死於心臟疾病的十三·五％，而第三、四類型不論死於癌症或心臟疾病的比率幾乎不到一％。

那麼抽煙與肺癌又有何關係呢？以南斯拉夫抽煙者來說，第一類型死於肺癌的有十六·九％，至於其他類型即使抽煙，死於肺癌的比率也僅一·二％而已。

在海德堡的研究也得到相同結果。第一類型吸煙者死於肺癌的占全部死亡人數十四·六％，而其他類型吸煙者卻無一人死於肺癌，更有趣的是，連不吸煙的第一類型者也有三·八％死於肺癌，其他類型者只有一％死於肺癌。

這項結果意味著肺癌與性格亦發生很大關連，但與抽煙卻無關。在消耗同樣支數下來比較壓力與抽煙對肺癌之影響，顯示有壓力者較易患肺癌，而沒有壓力的抽煙者，其肺癌死亡率則與抽煙支數成正比（圖5）。

此外肺癌的發生率也與遺傳有關。一等親（親子）患肺癌多時，本身患病率也高，而且有遺傳背景又有壓力的人，其發病率更高。一等親中若有四名肺癌患者，其本身肺癌的死亡率在無壓力下約有十%，有壓力下則達到二十%左右。

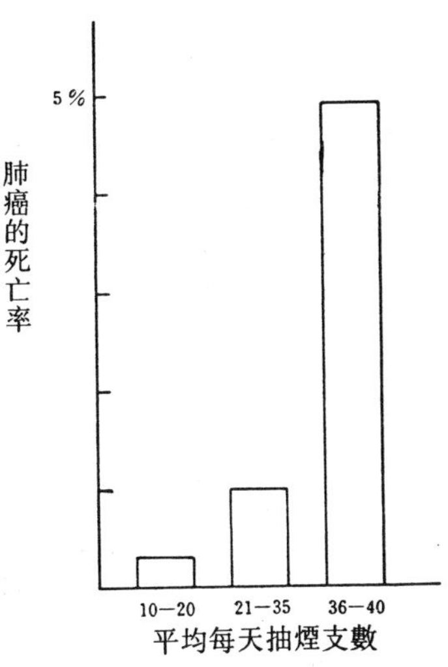

圖5　無壓力時抽煙支數與肺癌死亡率之關係

自R.Grossarth-Maticek & H.J.Eysenck（1991）Integrative Physiology Behavior Sciense 修改

在本項調查中顯示所謂的遺傳性、與家庭環境、生活態度和一等親間相類似的可能性很高。若再聯想到性格也會遺傳時，就更能理解患癌因子間相互密切之關係。

如果僅針對肺癌而言，當然最好能不抽煙。然而如本文也一再强調過，人類需要適時的刺激而藉抽煙可維持心神之安定。

對這些人而言，給予必要的抽煙與肺癌方面的知識，是很重要的。

5. 抽煙與虛血性心臟疾病

心臟疾病的危險因子

高血壓、高膽固醇與抽煙被認爲是引起心臟疾病之三大危險因子。由於人種、地域、生活方式的差異，也使得三者間的影響各不相同，針對這個疑問有以下的解答。

日本的大阪成人病中心，曾針對心臟疾病相關之危險因子做過調查（圖6）。其中尤以高血壓、高膽固醇有顯著的發病率。在一天抽二十支以下時尚無明顯變化，但二十支以上時發病率也隨之上升。在此情況飲酒反而能預防心臟疾病，可能是由於酒精能擴張血管、抑制血小板之凝集之故。

以研究MRFIT聞名歐美的卡內爾等，針對三十五到五十七歲超過三十二萬名男性進行調查，在此又分爲三十五到四十五及四十六到五十七歲二組。

另外相同的調查亦在瑞典的哥德波路展開。在針對不具備三種因子任何一種爲對象調

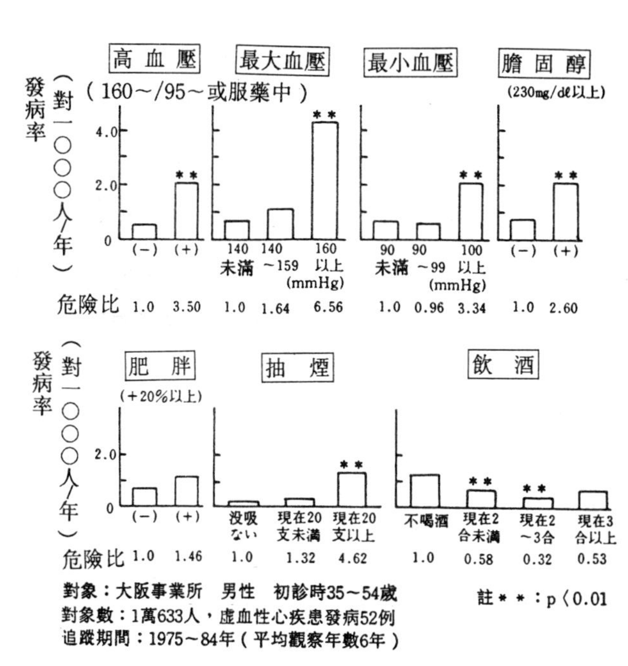

圖 6　以都市上班族為對象虛血性心臟疾病之危險因子檢討
（大阪成人病中心資料）

查時，心臟疾病的發病率僅一%。

僅患高膽固醇時的發病率是二%，僅抽煙的情形是四%，至於膽固醇高又抽煙者的危險率有十五%，即說明危險因子間有相互作用（相乘作用）。

住在夏威夷的日裔美人亦有類似傾向。對象群在二年間的心臟疾病發病率是○·二二%，抽煙且膽固醇高者比率爲一·二八%，比只抽煙的○·五七%和高膽固醇的○·三二%之合計更高。

		對照	抽煙	膽固醇	高血壓	抽煙/膽固醇
MRFIT	35－45歲	0.10	0.17	0.33	0.37	0.80
調查	46－57歲	0.50	1.48	1.65	1.28	3.40

		過剩	高血壓/膽固醇	過剩	抽煙/高血壓	過剩
MRFIT	35-45歲	＋100％	1.47	＋144％	0.53	＋23％
調查	46-57歲	＋ 29％	2.85	＋ 17％	1.62	－29％

表5　虛血性心臟疾病死亡率對危險因子的相互作用
（每1000人死亡率/年）

至於虛血性心臟疾病之死亡率與危險因子間的相互作用，也出現相同傾向的報告（表5）。

不具備三種危險因子任何一種的三十五到四十五歲一千名男性中，六年間心臟疾病之死亡率是〇．六（每年如表所示〇．一〇），只抽煙者的死亡率是〇．一七％，只患高膽固醇的則爲〇．三三，至於抽煙且膽固醇高者爲〇．八是兩者之和的兩倍，亦即一〇〇％的過剩，高血壓且膽固醇高者同樣過剩是一四四％，然而抽煙且高血壓者，卻未顯示任何相互作用。

另外高齡者（四十六～五十七）不論是抽煙、高膽固醇、高血壓，其危險度均高過年輕人，不過相互作用卻不太高。

禁煙效果與個人差異

此項調查顯示抽煙與禁煙效果會隨個人及年齡而有差

異。例如對高膽固醇又抽煙的年輕人較能達到禁煙效果，反之對非高膽固醇只有高血壓的效果卻降低。

若將禁煙對預防心臟疾病年輕人比高齡者有效視爲假設，是否意味著抽煙與動脈硬化間的關係。也因此說明禁煙對已完成動脈硬化巢之高齡者不具效果。高血壓也是一樣，降低高齡者血壓雖有助於腦出血，但不能如降低膽固醇值般使心臟疾病的發病率降低。因爲膽固醇會參與動脈硬化巢之進行、助長血栓之形成。

毫無疑問，抽煙對某些人來說是造成心臟疾病之危險因子，但僅此尚有許多待解決之問題點。

譬如歐洲肉類消耗量因國而異，卻不見其與心臟疾病之死亡率有何關連。（圖7）

同樣地，抽煙率與心臟疾病之死亡率的關係，經調查亦無任何關連。（圖8）

或許有人會認爲與香煙的消耗量即支數有關。不過以歐洲香煙消耗量最多的希臘爲例，其心臟疾病之死亡率卻非常低。而日本在一九八八年對一般男性抽煙率之調查雖顯示出高過歐美的六十％（一九八七年的調查，男性三十％，女性二十四％），但心臟疾病之發病率卻很低。

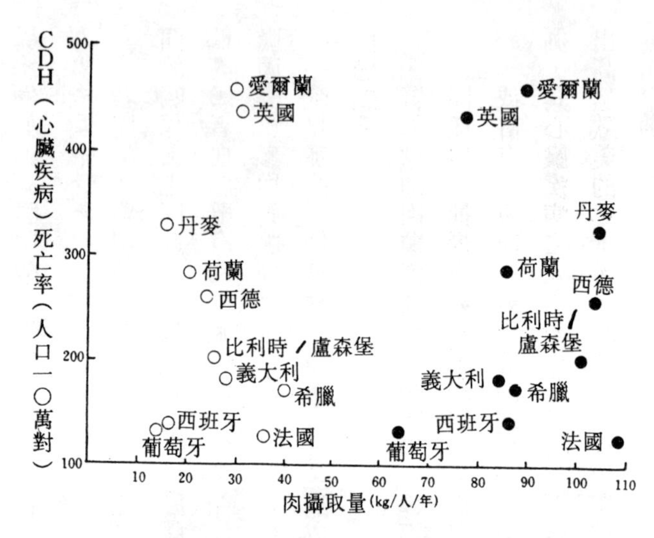

圖7　歐洲共同體食肉攝取量與心臟疾病死亡率的關係
（○：瘦的牛肉、豬肉、羊肉攝取量、●：總合）

心臟疾病與壓力

倫敦大學的艾森克等認爲心臟疾病之發病與性格有很大關係，若再加上壓力，其危險性更會加大。此外據加州大學對加州的日本人調查結果，無論有無抽煙，其心肌梗塞的發病率要較夏威夷日裔美人爲高，而夏威夷日商美人之心肌梗塞死亡率又比日本人高，所有均與抽煙無關。

馬爾莫特認爲是由於接觸異國文化的壓力所引起的。例如，在日裔美人公司上班或生活周遭均是日裔美人者，其心臟病發病率要較與不同種族一起共事、生活的日裔美人來得少。

在以香煙解除壓力意願不高的情形

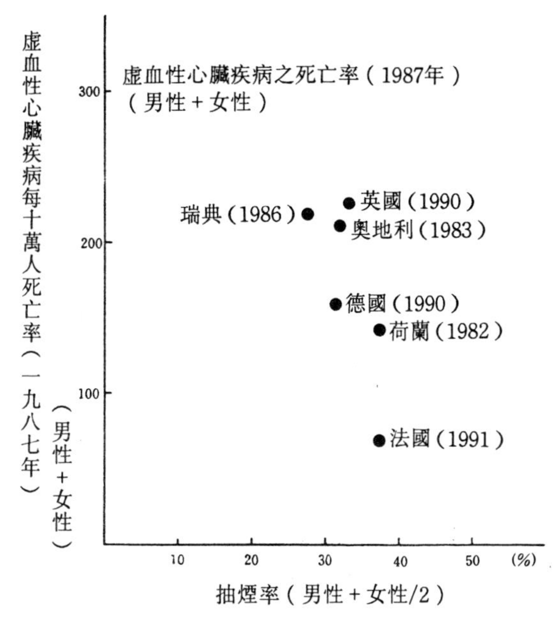

圖 8　歐洲共同體之心臟疾病與抽煙率之關係
註：但抽煙率使用（　　）年內調查資料

下，就形成心臟疾病發病之要因。事實上，詢問日本擔任護士者表示以抽煙消除壓力爲首要因素的占三十九・八％，其次「似乎已成習慣」的占三十四・六％，最後「能鎮靜」的有三十二・五％。

其他調查亦顯示同樣結果，不能否認抽煙最大理由就是爲解除壓力、安定精神，也意味著抽煙可預防心臟疾病。

近來和社會領導階級者面談機會漸多（《克服挫折》靜岡新聞社刊，《運與氣的活用術》雙葉社刊），多數領導者會藉機向年輕人談到自己年輕時也抽煙，不過最近已戒了之類的經驗談，並強調抽煙之害處。然而若換個角度來看，現在位高者其年輕時並不會承受時下年輕人需以香煙來解除的多重壓力。

據美國對經營者之調查，生意繁忙時並不感到壓力存在是由於享受其中的樂趣。若一旦經營不善，就會出現高血壓、胃潰瘍、糖尿病等所有壓力引起的症狀，類似情形亦常見於因瀆職而遭逮捕的日本政治家或大企業家。

這些成功者年輕時，往往爲解除工作造成之不安、憂慮、失眠等壓力而抽煙。他們忘記當時的痛苦經驗，反而勸告年輕人過「健全」生活之動機，實在令人感到不解。

第五章　何謂老化

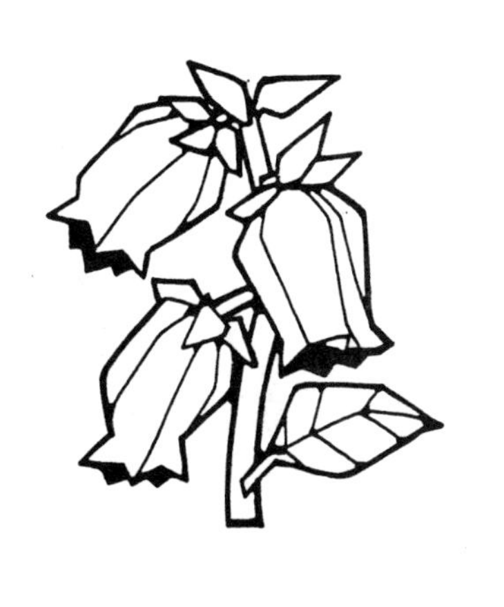

1. 老化在進化上的意義

漢金頓病與老化

有一種稱作漢金頓的奇妙疾病。在此不談其與老化間的關係，僅針對此病加以說明。一八七二年二月十五日開業於美國長島的喬治·山穆拉·漢金頓發表過一篇名爲「舞蹈病」之論文。

「據我所知，此病大致僅限定在長島東端。遺傳性舞蹈病僅限定某區域，幸好也只限於數個家族代代遺傳。成人或中年前很少發病，之後不僅發病而且逐漸惡化，患者最後會變得面目全非。」

由於患者身體經常出現如舞蹈般的動作因此得名。下列是患病三大特色：⑴遺傳性疾病，⑵易引起精神異常或自殺，⑶成人後病情才會加重。

舞蹈病是源自於雙親的遺傳，因此可溯自祖先。英國一六三〇年代的非國教徒在查爾斯一世統治下受到迫害，引發這些非國教徒及清教徒出走美洲新大陸。其中一六三〇年由約翰·韋恩斯羅布船隊帶走一批七百名旅客航向美國。

這些移民中多數來自於英國沙弗克州布阿蘇村的村民。根據調查就是其中三名男性及其妻子將該病帶至美國。當時英國國教會對布阿蘇附近之非國教徒實行鎮壓，又進行魔女狩獵，人們一旦發現疑似魔女者，甚至不需確證，即予以逮捕送交嚴刑拷問，還可向政府領耳取二十先令作為告發賞金。

會施以魔法者被當時社會視為極罪，相貌、行動異常者也被認為與惡魔私通，他們相信尋求性交的惡魔會在夜晚來到魔女之處，且在其皮膚上留下性交後的爪痕，於是患有扭動身體之舞蹈病者或其母親順理成章被視為魔女，在此背景下，自然引發該病族群逃離英國的導因。

漢金頓舞蹈病的遺傳是來自於自然突變的男性精子，照理應不會傳給下一代，但從美國最近的報告中發現，祖先完全無此現象之族群亦出現該病，即使在子孫中沒有發病例，發生率竟高達三分之一，究竟是何原因。

中年男性在發病時發現其父親已死亡。由此可對患者有自殺傾向之特性加以註解。

那麼在祖父母甚至父母親均無發病例的情形下，遺傳因子是從何處進入父親體內？何況若父親仍然健在，遺傳因子又是如何到達孩子體內？

在此可有二種假設，一種是突變。以血友病爲例，它是由血液凝固的第八因子異常所引起的。維多利亞女王在其父親喬治三世第四王子肯特公爵愛德華與母親，甚至祖先均無此病例的情況下，卻擁有血友病遺傳因子，是否因其父五十二歲生女王時精子突變造成的呢？

不過漢金頓病卻與此大不相同，它完全是自然發生的，而且一百萬中才有一人。

行爲不道德是另一個可能性。多數認爲是通姦的結果。以該病患者有自殺傾向來看，即使通姦，只要女方不吐露實情，男方等於不存在，也因此變成「自然發生」的疾病。不過另一個問題點是該病患者在年輕時沒有症狀，行動也似乎正常，只不過性慾方面有異常的亢奮，因此加大了通姦的可能性。況且此病與老化亦有關連。

不老的生物

生物一定會老化嗎？南加州大學的加里布·芬治在其所著有關老化書中提及：

「多數生物不會老化。例如某種松樹、岩魚（一種在岩間游泳的魚）、某種草履蟲及昆蟲的女王等均不老化。」

昆蟲女王之所以死亡是在缺乏精子下被公蜂殺死的，不過據聞其體內臟器並無老化徵候。

草履蟲及雙殼貝、海葵也是以不老化而聞名的生物。從進化觀點來看，生物原有形態不老化，其實是一般性，隨進化而老化的生物，只是一種延續種族的必要手段。

如果生物不老化，又會變成什麼情形？以人口統計上人類死亡率最小年齡爲十一歲來看，若人類肉體維持在十一歲狀態會變成什麼狀況？即使如此，人口還是會隨外傷、災害、環境變化等因素而減少。按事故死亡率計算，人口在六百年後會減半，再六百年再減半。

原因是不老，人口就會增加，自然就會爭奪資源。不老的種族不一定適合生存之道，況且生殖力弱的種族，其個體數量原本就不易增加，再加上大災害的發生，就會面臨絕種的危機。

血緣選擇和利己的遺傳因子

在進化論上要如何把握老化的問題呢？

達爾文與阿爾夫烈特·拉塞爾·瓦雷士所提倡的進化論中，針對南太平洋諸島的動植物進行詳細調查，依他們的想法，生物乃是藉進化力量發展自我種族，儘可能留下更多自己遺傳因子的複製版。

繁殖自己遺傳因子的方式有二種：一種是製造更多自己的下一代，另一種是儘可能增加自己親族（一族），這就是所謂的「血緣選擇」，也被視爲遺傳上「利他主義」的一種。

老化也屬血緣選擇之一，生物會在某一時期消失於舞台以便將資源讓給下一代、繁榮後代子孫。

瓦雷士時代以來即有不少關於老化之說。最近較爲人知的說法是生殖力結合老化。例如，將非常長命不老的岩魚與短命的孔雀魚加以比較，孔雀魚雖經常處於其體內老化（消耗）與外傷損害之危險，但其年輕時期的生殖力卻非常强、產卵也多。

對多數種族而言，這種情況是可以成立的。容易老化的種族其個體雖較早死亡，但年輕時期擁有的繁殖力卻大過不易老化之種族。在本質上可稱爲「多面負作用」，亦即遺傳因子在生命週期某一時期犧牲，其後期生命而給予該種生物有利生存的特質。

它在異於瓦雷士血緣選擇說之處，乃是將「利己的遺傳因子」作假設，只顧增大個體遺傳因子的生殖力，並未將個體未來「福祉」併入考慮。

遺傳因子之正與負多面作用

遺傳因子具有如雙刃劍般的多面負作用。最佳實例是鎌形紅血球症。鎌形紅血球症是由非洲與美國黑人引發的一種疾病，患者紅血球中運送氧氣的血紅蛋白功能比正常稍差，而且形狀並非圓盤形而是鎌形，因此得名。

全美黑人中約八％有此遺傳因子，其不論來自雙親任何一方，均不太出現此變形遺傳因子接合體之症狀，故能過與普通人般的生活。

但若是同型接合體時，就會出現貧血或鎌形紅血球等症狀。鎌形紅血球不如正常紅血球般流通自如，它會阻塞微血管，而且其尖端會阻礙養分及氧氣之供給，而引起潰瘍。

不過鎌形紅血球亦具有好的一面，它在抵抗瘧疾方面反而有利居住非洲的黑人，若一旦移居美國後就變成不利條件。因此以地區上來說它具有多面負作用，在非洲是正面，到了美國就成了負面作用。

性染色體亦有多面負作用。從受精到大約六週間，胎兒生殖器與生殖腺會逐漸分化成兩性任何一方。具有男性Y遺傳因子時，決定性別的遺傳因子則自生殖腺原基的精巢內製造男性荷爾蒙，突顯男性内生殖器及外生殖器（精巢、輸精管、陰莖），同時使女性生殖器（卵巢、輸卵管、子宮、外陰唇等）退化。

因此女性可以說是在缺乏男性荷爾蒙狀態下形成的。男性若缺少男性荷爾蒙應該會變成女性，所以男性在年輕時的體力、智力雖勝過女性，在體質上卻遜於女性。

例如，疾病中除乳癌、子宮癌是僅女性才有的疾病外，其他疾病男性患病率要比女性高得多。自我免疫疾病是少見例子，因爲它完全是由決定性別的Y染色體（ＳＲＹ）遺傳因子的多面負作用引起的。

其實漢金頓病之遺傳因子也具有多面負作用。此病在出現四肢痙攣、無法隨意識行動、麻痺等神經症狀前會先有失去自我控制、大聲喊叫、富攻擊性等精神異常之症狀，而且初期會有性慾過多的現象。據最近研究顯示，雙親任何一方具有此病遺傳因子，生出的孩子卻不具此遺傳因子。

具有多面負作用遺傳因子之人，若在四十歲發病，約十五年後就會死亡，只有六十歲壽命。儘管如此，其在四十歲前之生殖力卻極强，亦即決定六十歲死亡之遺傳因子可給予四十歲前强大生殖力做爲彌補。

因此，即使不利於人生後期亦無妨，至少在人生前期即提供大量優異的遺傳因子。最明顯的實例是近來備受矚目的前列腺癌。前列腺是唯一會隨年齡而肥大的器官，由前列腺及精囊分泌的精液，在前列腺代謝活潑下會增多，而運動性增大的精子也就增加了受精的機會。

然而前列腺細胞在代謝旺盛、分裂能力高的情形下，也使發癌機率變高，因此，就進化選擇上來說，有利於青年期生殖之遺傳因子作用，更勝於六十五歲後癌化引發的死亡。

急速老化與激素

以進化而言，不易老化是生物之特徵。如果要說因進化老化至死亡是生物的命運，不如說是以老化替換來更適應外界的一種現象。如此一來，老化除了是每個細胞的問題外，也是個體反應之重要因子，那麼，急速老化的生物，其個體又發生何種現象呢？

以衆人皆知的太平洋鮭魚爲例，它在產卵期會拼命逆游而上，到達河川上游，且在產卵後迅速老化。由電視畫面中看到產卵後的鮭魚、魚鱗脱落、嘴部鬆弛、雙眼無光、而且不太主動游泳卻徘徊在河流中，最後死亡。

這時鮭魚的體內究竟發生什麼變化?據調查，鮭魚此時副腎肥大、消化管各處出現潰瘍、腎臟也有障礙，使其免疫系統迅速被細菌、寄生蟲侵襲感染。類似情況亦出現在澳洲有袋老鼠身上，雄性鼠在交配後數週內即死亡，而且症狀與鮭魚雷同。

近來對擔任急速老化重要角色的副腎皮質進行相關研究。副腎皮質在受到壓力時會分泌糖質皮質激素。它的任務是釋放細胞血液中的葡萄糖，並在緊急時提供熱能源。此外會增加心跳數、提高血壓、並負責體內重要部位之血液輸送工作。另一方面亦可暫停不必要的消化成長、生殖與組織修復、維持免疫系統機能等。

皮質激素亦有助於身體短暫性緊張反應，不過對長期承受壓力之個體，反而造成肌肉喪失熱能源、消耗肌肉等傷害。而且心臟血管系統在不斷緊張下，也會引起高血壓、動脈硬化，身體成分在連續分解下就發生潰瘍、使生殖力停止成長、免疫系統功能受到抑制。這種種長期承受壓力出現的症狀，可謂皮質激素引起的。

例如，有袋老鼠在交配期會分泌大量糖質皮質激素，使腦部無法正常發揮抑制功能，讓個體處於與壓力激增同樣的狀態。這項假設在預先切除副腎之鮭魚及有袋老鼠實驗中被證實。被切除副腎的動物，至少可存活一年以上。

是何原因引起此一現象？在此提出二種說明（假設）：一種認爲是多面負作用引起的，以多產來替換短暫的生命；另一種則是血緣選擇說。鮭魚以其死亡個體分解，提供產卵後卵發育所需之養分。儘管如此，在任何說法未被證實前均是假設而已。

老化的遺傳因子

是否有引起人類快速老化的疾病？有種名爲維爾納症候群之疾病，使患者看來比實際年齡要老。

該病是來自遺傳，且多出現在近親結婚所生的孩子身上，在二十歲左右就有白髮、脫髮、白內障、糖尿病、動脈硬化、皮膚萎縮、骨質疏鬆等老人特有之症狀，壽命短，大約活不過五十歲。這種患者在日本約有一百名。

在培養患者的細胞中發現，其分裂次數少，而且立即停止分裂，僅具有老人細胞的分裂能力。引起此症候群之第八種染色體遺傳因子最近才被發現。

然而其並非是真正引起老化之遺傳因子。因爲兩者的症狀尚有出入。所以只能說是引起此症候群之遺傳因子，而非老化之遺傳因子。

儘管如此，還是有必要，對老化遺傳因子之存在作進一步研究。

如果老化遺傳因子確實存在，那它在進化上又具有何種意義呢？或許並不存在，而是與其他遺傳因子有關連。也可能是一個遺傳因子具有多面作用。近來流傳抑制癌症遺傳因子活性化物質可能與老化有關的說法。若果真如此，正是所謂多面負作用。抑制癌症遺傳因子若不活性化就會癌化，活性化就造成老化。

引起癌症的遺傳因子，並非均會製造癌，尤其其在細胞增殖及發育上所扮演的重要角色，近來才被解析。亦說明老化與成長其實有著表裡關係。當個體成長、細胞增殖時是抑制老化，適度調節其增殖時則可能與老化遺傳因子發生作用。

由此可知，細胞異常分裂、變化之頻率是隨年齡而增加，亦即老化引起的，因爲此時個體需藉老化遺傳因子的活動來防止異常發生。

2.老化生理學

可任意使用(disposable)體細胞說

爲何引起老化?其對生命體帶來何種變化?(表1)

引起老化的變化中最容易讓人想到的是積存某種代謝產物，亦即人類生存中逐次累積在體內的老廢物，這些老廢物最終將細胞逼向死亡之路。如同家具、支柱逐漸老舊損壞，水管內徑積存污垢而逐漸變細的道理一樣。

	只在中年期出現的變化	只在老年期出現的變化
臟器的機能		心臟、肺、腎臟最大能力降低
體溫調節		氣溫變化適應能力受到損害
免疫		與感染症鬥爭的體力降低 自我免疫反應增加
生殖	造成女性停經	男性生殖力降低
視力		幾乎所有人失去對焦能力
反應時間		精神上特定刺激及肉體反應遲鈍
腫瘍	生殖器發現癌	
成長荷爾蒙		分泌量降低
脂肪	積存增加	
冠狀動脈與腦動脈	出現某程度粉瘤性動脈硬化	大部分人患大範圍粉瘤性動脈硬化症
骨	女性開始骨質疏鬆	
關節		開始患關節炎
腦部大型神經細胞		引起肥大或萎縮

表1　老化引起的變化

隨人的老化，一般常見在生理學及解剖學上的部分變化，有趣的是，同樣變化亦出現在某種猿猴及齧齒類等哺乳類。

事實上，身體細胞不斷在汰舊換新，如蛋白質分解成胺基酸又製造出新的蛋白質。例如，給動物吃含同位數之胺基酸幾個月後，發現多數蛋白質均是由新的胺基酸製造出來的。我們體內成分不斷交替，連異常的DNA也可在更換零件後再度發揮作用。

因此構成身體的細胞膜，及無法修復的部分DNA等老廢物，在逐漸引起變化到某種程度時，使細胞喪失功能的想法是可被理解的。

一九六一年美國史丹佛大學的里弗力克進行在試管中培養維持身體結合組織的腺維芽細胞實驗。實驗中發現這些細胞在分裂約五十次後會突然停止。若凍結分裂三十次後的細胞，在解凍後只分裂二十次即告中止，宛如記得凍結前已分裂過的次數。之後在培養身體其他部位細胞時，也發現該細胞僅分裂完一生中的次數即不再分裂。

這項結果暗示細胞生存過程與老化有密切關係，亦即維持生命活動的架構本身可能引起細胞成分一定程度之基本變化。針對此說法，倫敦醫學研究商議所的湯馬士·B·L·科古烏特，遂提出「可任意使用體細胞說」。

根據他的說法，多數動物並未進化到不老不死的體制，會爲該體制帶來的能源反而有害種族之存續，使個體不斷暴露於外界的危險中。以個體出現的各種狀況而言，若使用具有生命力青年期的生殖上，確實可形成最大限度的授精。科克烏特以企業不熱衷投資只有短期價值的物品爲例與此相比，即意味著「用完即丟」，因此命名之。

爲何提出此說呢？是源於生殖細胞爲維持種族存續之必要活動，而犧牲體細胞的想法所致。因爲生殖細胞不老化修復機構才能存在，否則種族就會滅絶。如此想來，生殖細胞才是不老不死的細胞。

活性氧的作用

可任意使用說有以下學術上的根據。

人類吸取氧、氧化營養素來製造能源，最後氧會與氫離子結合變成水。在氧化過程中，葡萄糖首先被分解並取出電子，再將電子（e^-）搬運到腺粒體的電子傳達系與氧（O_2）相遇，此時一分子的氧會與四個電子結合變成水，在電子逐漸提供氧分子到達中間體時則形成活性氧（圖1）。

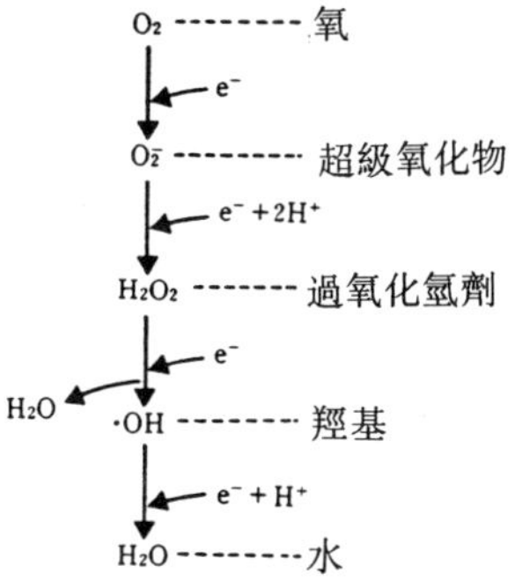

O_2 -------- 氧
↓ e^-
O_2^- -------- 超級氧化物
↓ $e^- + 2H^+$
H_2O_2 ------- 過氧化氫劑
↓ e^-（→ H_2O）
$\cdot OH$ ------- 羥基
↓ $e^- + H^+$
H_2O -------- 水

圖1　活性氧素之形成

作爲電子受容體在給予細胞內之代謝氧的途中變成活性氧

引自近藤元治著「何謂自由基」日本醫學館刊行（1991）

此時活性氧會自原本物質中奪取更多電子以强化其氧化力。原則上活性氧具有所謂「不對電子」的不安定電子，具有此「不對電子」的原子或分子稱爲自由基，亦即即使不具有基即「不對電子」，仍然可將各種反應結果製成基分子或原子的物質，因此稱之爲自由基。

是否有基與老化關係之證據呢？

加州大學的邁開爾·R·羅斯將某種猩猩

自由基（有不成對電子）		非自由基（無不成對電子）	
$^3O_2$	三線氧	$^1O_2$	單線氧
$\cdot OH$	氫氣	H_2O_2	過氧化氫（雙氧水）
O_2	氧	LOOH	過氧羥自由基
$HOO\cdot$	過氧氫	O_3	臭氣
$LOO\cdot$	過氧自由基	HOCI	次亞鹽素酸
$LO\cdot$	烷氧基		
NO_2	二氧化碳		

表2　自由基

註：L是指脂質（LH）所產生的物質。
無不成對電子的非自由基，如强烈參與自由基的生成，也含自由基。
近藤元治著『何謂自由基』日本醫學館發行（1991）

蠅與長命蠅交配後，成功製造出比一般猩猩蠅多兩倍存活率的種族（Drosophila Melanogaster）。分析其體內成分時發現具有多數中和（分解）活性氧的酵素。

被分解的活性氧中有使用酵素和不使用酵素作用的物質（表3）。分解O_2^-變成H_2O_2的物質是所謂的SOD，代表抗氧化物質，而此酵素正是大量存在於長命蠅體內的物質。

另外科羅拉多大學的湯馬士·E·詹森，亦成功培養出一種長命的線蟲，此線蟲被認爲是名爲age—1的遺傳因子突變結果，其體內亦含有多數的SOD及所謂觸酶分解的H_2O_2酵素，H_2O_2本身並不具有基，是經由氧化才製造出-OH。

詹森認爲是突變的age—1阻礙了某未知蛋白的製造，因爲這種蛋白會抑制SOD或觸酶的形成，

	抗氧化物	機　能
酵　素	superoride（過氧化物）dismutase（歧化酶）（SOD）	除去 O_2
	cata lase 觸酶	除去 H_2O_2
	glutathion pexoxidase 谷胱甘肽過氧化物酶	除去 H_2O_2、LOOH
	glutathion－s－transterase 谷胱甘肽轉移酶	除去 LOOH
	peroxidase 過氧物酶	除去 H_2O_2
非酵素	vitamin E. Vitamin C. glutathione. clarotinoid（類胡蘿蔔素）flovonoid（類黃酮） ubiguinone（輔酶Q）r－oryzanol（谷維素）	捕捉自由基的電子
	metallothioneine 金屬巰基組氨酸三甲	·除去 OH、O_2、H_2O_2
	糖類	·除去 OH
	chelation 鐵整合劑	自 O_2、H_2O_2 ·抑制 OH 生成
	尿酸	·除去 OH、$^1O_2$、HOCI
	ceruloplasmin 亞銅藍蛋白	$Fe^{2+} \rightarrow Fe^{3+}$
	transferrin（鐵傳遞蛋白）ferritin（鐵蛋白） hapfoglobin（觸球蛋白）	捕獲離子金屬
	alburoin 清蛋白	·除去 OH、HOCI
	bilirubin 膽紅素	·除去 LOO

表3　主抗氧化物質

換言之，若無此蛋白，就能製造更多的SOD或觸酶。

自由基與壽命之關係

以下提出自由基與壽命相關的幾項證據。譬如動物的肝臟SOD活性越高則越長壽，亦即壽命長短與SOD活性成正比（圖2）。此外代謝旺盛的動物也會因O_2的消耗率高使基的產生也大。事實上，每單位體重，基礎代謝越大的動物會越短命。

那DNA情形又如何呢？DNA是存在身體的核與腺粒體，不過一旦核與DNA基受到攻擊時，也

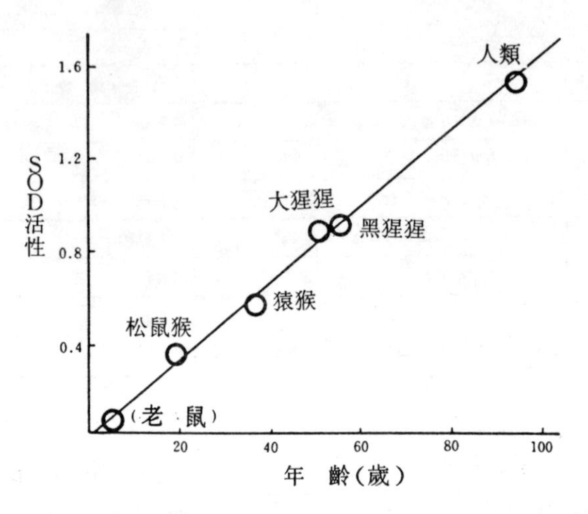

圖2 靈長類之肝臟的SOD活性與壽命的關係
刊自近藤元治著「自由基是什麼？」日本醫學館刊（1991）

不會產生太大變化，那是由於核的ＤＮＡ在鹽基處具有負責修復突變的機構，而且在鹽基性蛋白的組蛋白保護下不會被氧化。不過腺粒體的ＤＮＡ卻不具修復機構、亦無組蛋白。既然腺粒體是基的發生部位，其ＤＮＡ自然容易變化。

腺粒體的ＤＮＡ在製造腺粒體蛋白即ＲＮＡ後，如果受到阻礙會降低其機能，由於腺粒體之機能是製造能源，細胞在缺乏能源下會枯竭以至死亡。

近來發現高齡者之心臟或腦細胞中腺粒體之ＤＮＡ與胎兒有很大差異。

更重要的是膜的變化。活性氧在氧化膜的脂質後製造出ＬＯＯＨ，亦即ＬＯＯＨ是

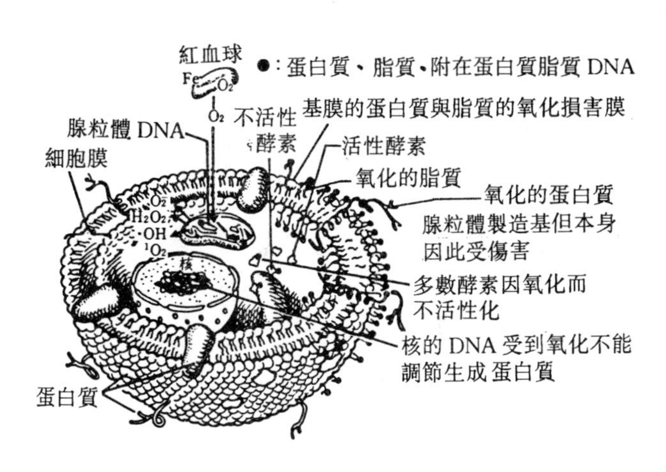

圖3　自由基生成的細胞成分的變化
取自老化的心理學

由脂質（LH）與O_2^-發生反應所產生的。LOOH會透過物質的輸送、形態的變化、運動等損害膜的正常機能。由此確認出高齡者的細胞膜有大量增加的過氧物酶。

而且活性氧亦能氧化蛋白質。特別是腦部蛋白質被氧化後會使腦細胞機能受到破壞。在投與抗氧化物質到動物（實驗老鼠）體內的實驗中，發現其能恢復因老化而降低的智能到年輕時的程度。自由基能夠引起細胞成分各式各樣的變化（圖3）。

最近亦指出過氧化物質是形成心肌梗塞或腦梗塞血栓之重要物質。血栓形成能力亦即心肌梗塞與膽固醇之攝取量並不一定成正比。地中海各國的肉類攝取量雖大，但心肌梗塞之發病率卻很少，這或許與大量攝取蔬果類食品有關，因為維他命C與E等抗氧化物質可防止膜與脂質的氧化。

老化乃生存必要現象

肉體在生存過程中有其必要的老化現象。

被稱為文明病的糖尿病，其發病率自赤道起與緯度成正比，亦即越先進國家越高。日本四十歲以上的糖尿病患者據說占十一％。糖尿病是心肌梗塞或腦血管障礙的危險因子，會引起白內障，若視網膜血管出血或周圍組織增殖而引起視網膜剝離，更會有失明之虞，再加上多數老化症狀的同時進行，剩餘的壽命恐怕只有短短的七年。

從一九七〇年代糖尿病患者的血紅蛋白（H_b）中有驗出所謂HA種類的蛋白。它的形狀是由葡萄糖中類似血紅蛋白的球蛋白結合而成的。事實上形成阿瑪竇利化合物是由它和其阿瑪竇利化合物結合產生的，此物質稱為AGE。

洛克裴勒大學的安索尼·協拉米等認為此一反應乃是由多數組織引發的老化。當然光憑AGE也不足以解明所有老化的原因，畢竟葡萄糖是維持生命所必須的營養來源。氧與葡萄糖即使不斷受到細胞損害，但它們還是維持生命不可或缺的物質。不論身體的活動或生殖，均需充分利用這些能源，其他問題以後可以再考慮。

如此看來，基或ＡＧＥ均可能成爲任意使用體細胞說的最佳實例。

3. 壽命（平均餘命）的變化

我們是否真正長壽？

日本人的平均餘命年年增加，已名列世界第一長壽國，進入二十一世紀後更可能成爲史無前例擁有最多老年人口的國家。

目前全日本六十五歲以上的高齡者有一千四百八十九萬五千人，占總人口的十二％。這些人多半是誕生於一九四二到四九年間戰後嬰兒潮時期，估計到二〇一四年，高齡人口可能會突破三千萬人，其比率已達二十三％，是目前的兩倍（一九九一年六月暫時推算）。

長年臥病在床或癡呆性等需專門照顧之老人，已成爲近來熱門話題。這不僅僅是家族問題，已逐漸形成社會、經濟上的重大問題。

由厚生省研究所整理出的推算資料中，一九九〇年六十五歲以上癡呆性老人病患人數

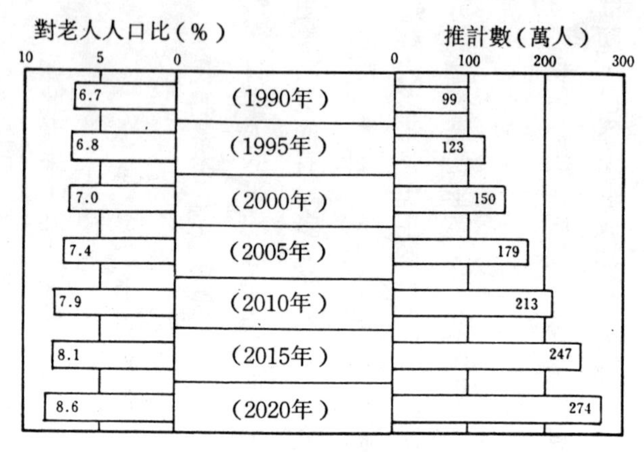

圖 4　癡呆老人將來人數的推測
厚生白書（平成3年版）、1992年

已達九十九萬四千人，占所有六十五歲以上人口的六·七%，其中包括在家的七十三萬九千人，在醫院或看護所的二十五萬五千人。若以四人中有三人是在家中接受照顧來推算的話，九十九萬四千需再加上六十五歲以下進入看護所的初期患者二萬八千人，使患者總人數已超過一百萬人。

過去是否也有過如此現象呢？根據一九八五年的調查顯示，癡呆性老人有七十九萬六千人，其中在家的有六十萬人，在看護所的有十九萬六千人，說明增加人數已達二十萬。不僅如此，這種情況還在快速增加中，到西元二〇〇〇年時人數可能有一百五十萬人，二〇一〇年更可能高達二百一十三萬人。（圖4）

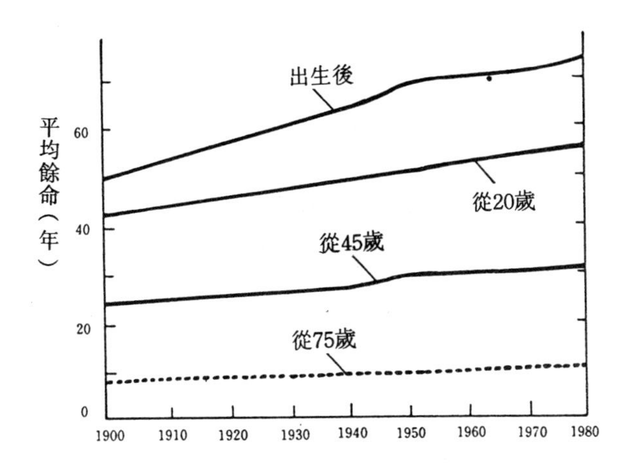

圖 5　美國平均餘命（壽命）之變化

請注意，45歲以上者，其壽命並無延長情形，75歲以上者之壽命在1900，1980亦無太大變化。

引自james F.Fries, New Englad Journal of Medicine 303, 130, 1980

壽命如此快速的延長，能否保證晚年的生存價值，亦即生活品質也隨之提高呢？問題不僅在於度過不癡呆的晚年，而是能否保持身心健康之狀態，以迎接老人生活的到來。

綜觀美國壽命（餘命）延長的情形，在進入本世紀初時的壽命（零歲的平均餘命）是五十歲，之後逐次變長，一九五〇年時是七十歲左右，一九八〇年時已達七十五歲，亦即壽命在八十年間增加了二十五歲，顯示壽命確實在穩定中延長。

不過這種延長的原因，主要是由於生產或幼兒期死亡率急速下降所致。過去死於分娩感染的嬰兒不少，但如今隨衛生觀

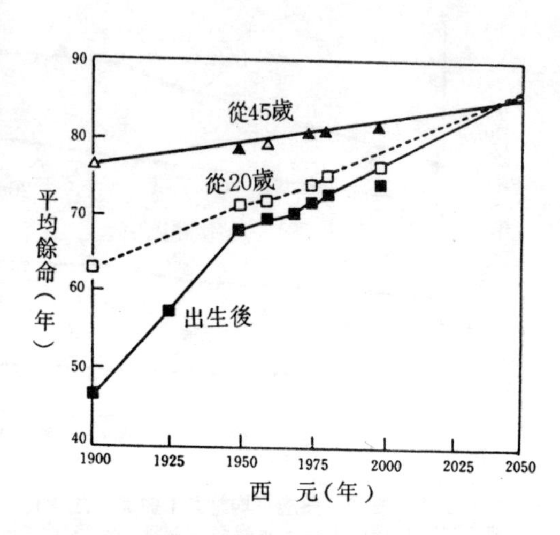

圖 6　將來之理論性平均餘命

所謂從45歲即是現在45歲的人從0歲起的平均餘命

念的提高及抗生物質的發達，已使新生兒或嬰幼兒死亡率降低很多。以二十歲算起的餘命在一九〇〇年時有將近四十三年，亦即能活到二十歲者的平均壽命是六十三歲（圖5），此時女性分娩或生產之死亡率雖高，但亦隨剖腹生產技術之進步而逐漸減少，因此到一九八〇年時已有五十五五歲的餘命，亦即能活到七十五歲。

儘管如此，自一九〇〇到八〇年間四十五歲以上之壽命卻幾乎沒有延長，使餘命之變化需以未來理論來推算。（圖6）圖中看到出生後二十歲起的餘命與四十五歲以後的餘命達到一致時是二〇四五年，而此時的平均餘命（壽命）已達八十五歲。

特別注意的是一九五〇到二〇〇〇年間的變化。例如四十五歲者的餘命僅延長約五歲，

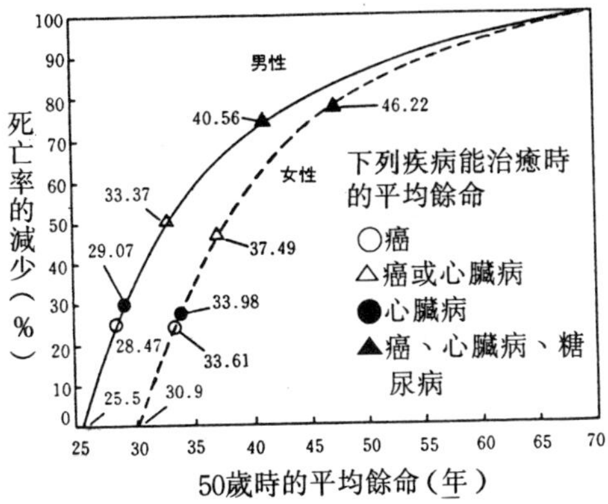

亦說明中年以後的壽命在最近四十年間亦無明顯延長，這可能與近來不斷進步的疾病治療法，使患者不易死亡的因素有關。現今的心臟病、糖尿病等成人病若能完全被壓制住，壽命當更會延長。以癌症爲例，即使可完全治癒，男性壽命也僅延長三年而已（圖7），此外被治癒的心臟病也只不過再延長三年半的壽命。

若以此推算，對抱著治癒後就能長壽想法者而言，未嘗不是一種打擊。事實上即使心臟病、糖尿病等能獲得根治，使男性活到九十一歲的話，也不比現在延長十六歲壽命而已。然而現實中，死於這些疾病人數反而有增無減，如此料想今後的壽命應當是不可能再延長。

現今壽命的變化之所以影響到人們心理，多半認爲他人均過著健康的老年生活，只有自己身心已老化，因此產生不安與恐懼。

圖 7　成人病能治癒時平均餘命的變化
S.J.Olshansky；Sclence 250：634，1990修改

壽命延長與人們的不安

以女性爲例，其身心均能維持在年輕的時期並無延長太多。現在大學畢業的年齡是二十二歲，之後在二十六到二十八歲間工作、結婚，然後生一、二個孩子，到三十多歲時除專心養兒育女外，幾乎難以再追求自我生活的價值。

待孩子進入大學時已接近五十歲了，至此女性才可能重獲自由，然而此時已接近停經期，內分泌也開始異常。總而言之，女性能真正活躍的歲月，其實並無延長。

儘管如此，成人病之發病率卻未曾減少。而且女性常見的自我免疫疾病風溼症反而增加。正如常在電視等播映的節目中，看到受訪的健康、能幹的上班族女性，極力主張「上了年紀非活躍不可」。

男性亦如此。過去一般居齡退休的年紀是五十五歲，但平均壽命延長的結果，不僅年齡增加，也希望工作時期加長，使得居齡退休的年紀延長到六十歲，甚至以六十五歲爲目標。然而其等在體力或頭腦方面能較過去更年輕嗎？所謂四十五歲以上壽命不太延長，是由於老化速度在過去與現在並無差別。如果採用活性氧老化因子的說法，即和一生呼吸次數有關。總之，不論過去與現在，我們受到老人性變化之影響從未改變。

對高齡者而言也面臨到不利的情況。過去僅需接受上司的精神訓話就可獲得職位晉升，如今隨科技之進步，高齡者也必須學習如電腦等新的事物，然而即使再努力也不如年輕人，再加上經常看到同年齡者如年輕人般活躍的報導，間接帶來精神上的不安而成爲壓力的來源。

經常自報導中得知年輕老人的典範，如七十歲男性向馬拉松挑戰，與這些人相比，自己的手腳關節卻出現老化跡象，再加上記憶力衰退，不時對這些疑似癡呆的症狀產生恐懼感。

這些想法均源自於將平均餘命之增加誤解爲老年期身心健康所致。在平均餘命短的江户時代，老年人數或許比現在少，但並不代表當時老當益壯老人的年齡比現今老人要來得大。換言之，現今平均壽命延長的原因，乃是嬰幼兒時期死亡率降低與勉强延長壽命的結果。

當熱衷登山或慢跑的「年輕」老人廣被報導時，醫院卻充滿五、六十歲老人病的患者，更易讓人産生殘敗者意識，對別人能享受年輕活潑的老年生活，而只有自己衰老產生不安的想法。

以現今營養學的進步及環境的改善，能夠維持的期間確實有延長。若以女性的停經期爲例就能有所了解。不過這也是近幾年才發生的事。如果以超過八十歲的女性來看，其五十歲時的平均餘命還有三十年，要延長數年的年輕歲月是不成問題，這情況在過去與現在均未曾改變。

人都會老，不單自己會老而已。即使平均餘命延長也無法改變身心老化的事實。若能認清事實，與他人一樣適應老人性變化才是最重要的，如此一來也不致勉强模仿他人來求得心理上的平安。

既然人類無法長壽不老，就應追尋各個時期的幸福，自我決定如何度過老年的生活，除此之外別無他途。

即使長年卧病在床與癡呆性老人不斷增加，但也勿忘將因延命技術而存活的人，列入平均餘命延長的統計中。自己在邁入五十五歲時，由於屆齡退休期的延長，若因四肢無法如過去般靈活、視力退化、記憶力減退等現象而煩惱不已是不正確的。要了解，這些症狀均是上了年紀必定會出現的老化現象，他人就算隱瞞，煩惱也不會減少。

不過老化速度倒是因人而異。就有不少在技術上不斷進步，老當益壯的畫家、音樂家，不過這些人在年輕時的成就也多半比一般人卓越，若以若干例外來自尋煩惱是不必要的。如果能將老化視爲人人平等，反倒能度過幸福的老年生活。

4. 腦與心的老化

心與體的關係

到底腦與心是否一樣？而心是否也會老化呢？

在此我們可針對體與心之關係稍作思考。原本我們的身體即是由逐漸分解生物而到達原子的方式組成，對此，多數人認爲原子核的周圍應有旋轉的電子。

若將此現象以實際比喻，就好比將米粒置於東京圓頂體育館的中央做爲原子核，就形成電子在體育館周圍旋轉之關係。原子核與電子之間有無廣大空間存在？照目前物理學之說法，若認爲此空間無任何物質存在是錯誤的想法，應該有如同點一般的電子或原子核物質存在某處。

如果電子或原子所謂量子的宇宙構成單位，會同波浪般舞動，只不過此波與現實所見的波又不同，它是以機率方式存在，並非固定在某一點，而是廣泛分佈，因此電子與原子核之間及其外側均充滿了波。

事實上，我們以肉眼看到的景象都有明確輪廓，不像波般模糊，由此不得不假設存在某種同原子或電子大小的集合體，那麼，要如何解釋其中的矛盾呢？

有關宇宙實在的議論，自人類有意識以來即衆說紛紜。希臘時代的人認為所謂實在的東西應僅限於自我意識的範圍，外界一切只是意識螢幕中放映的影象而已，與幻想、幻覺並無太大差異。

當時甚至不認為時間是以一定速度在流動，如跳動般有時迅速有時緩慢。不過另外一種相對的看法，包括自己，都不是以實在方式存在，一切只是把握瞬間變化而已。

希臘人觀察自己所處的周遭，希望從中發現多種法則的想法，自中世紀進入文藝復興時代逐漸盛行。自然現象的解析包括自己都應有一定法則來遵循，這與宇宙和自我觀察毫無關係。以這種方式看自己時，自己也只是宇宙中的一份子。

笛卡爾的想法與牛頓力學

最能表現此一想法變化的是笛卡爾的「我思，故我在」，他認為宇宙所有現象均能以數理來解釋，卻認為法則不及於「心」，亦即我們擁有不具實體的靈魂（心）來為意志做決斷。無靈魂（心）之體如同僅具反射機能之機械而已。如此說來，不具實體的心又如何能對實際存在的體發出命令呢？

這項疑問是受教於他的波西米亞女王伊莉莎白所提出的。她在一六四三年五月致函請教笛卡爾「何以人類靈魂能決定運動？」笛卡爾的回答是「靈魂（心）位於腦中央的小型腺臟器，介於其中可給予身體其他部份影響，這小型腺臟器是以吊在腦室中方式存在，人在認識個別對象時即是受其影響。此外亦受到心的多樣作用影響，亦即是以心與體可在性的存在」。笛卡爾認爲靈魂（心）位於所謂的「小型腺臟器」即是松果體，而松果體與荷爾蒙有關，已在現今廣爲人知。

但牛頓力學完成後，卻對所謂心的存在予以否認。他認爲所有一切均應按物理學法則來支配，腦也不例外，亦即受「我在，故我思」之思想來支配世界。

十九世紀末『英國年度報告』總編休・艾迪奧特，依牛頓力學所描寫出的世界像如下：

「宇宙諸法則是不變的，目前之所以看來毫無秩序，乃是爲充分獲取資訊所致。此現象一旦能以科學方法加以闡明時，均會真相大白。目前因資訊不足而無法解釋的現象稱爲

『古典的無知』。凡能以手觸摸到之事物，就是物質特性所在。」

由此顯現牛頓力學世界像之另一特徵，若能獲得某時段所有資訊，就能解釋過去任何時段之現象，甚至可預測未來任何時段之事物。其中意味著「宇宙如同一個放映中的錄音帶，它僅作一般事物之錄音，因爲所有過去與未來均已被決定」。

此世界像包括觀測自己及心，使我們能憑意志作一般性的決定、判斷。我們在浩瀚宇宙中，僅不過是一個齒輪而已。

量子力學的宇宙論

進入二十世紀情況就改變了。由馬克思·布朗克所提倡，尼爾斯·波亞與海森·貝爾克等發揚光大的量子力學，則完全否定有關宇宙決定論。他們認爲構成宇宙本體最小單位的電子、中性子、陽子、光子等量子，是以點般實際存在，同時又具有波般的機率。其存在不論是以點或波，全憑「觀看者」的看法。換言之，若著重點部分探討時，波的部分就逐漸模糊，若將波看做現象時，對點所在位置之特性就無法了解。

波亞將這種實際存在物質所具有的雙面性稱之爲「相輔性」，認爲物質其雙面性亦即運動與位置不能同時被了解，即使以其他量子力學的性質爲例，亦不可能決定未來。我們無法完全預言並決定未來，未來僅能以機率預估，而且局部性的問題才是煩惱重點。所謂局部性，是指物體在「物理學上可能範圍內」的狀態下會受其他物體影響，亦即愛因斯坦相對論所謂宇宙無法以快過於光的通訊方式存在，在某時段受到影響的範圍是光能到達的範圍。

一九六六年英國物理學家約翰‧蘇亞特‧貝爾以「局部性」「客觀性」發表任何存在均與量子力學預言相反的「貝爾定理」。此項理論使迄今所有關於量子力學的原子或電子舞動到宇宙結構、超導電等日常發生的現象，均獲得應驗，而且尚未出現任何與量子力學相反之現象，這意味著所謂「局部性且客觀性」的世界觀無法成立。

與「局部性且客觀性」相對的是「非局部性且主觀性」，亦即與被現今視爲無傷學說的量子力學在想法上達成一致，包括觀察自己，認爲所有現象皆與整個宇宙有相互之關係。

同時意味著自己與宇宙發生之所有現象並非無關，但憑觀察者之看法而異。

以下舉出簡單實例加以說明。

電子在透過電視映像管後會以波的形態存在，只是不了解在某時段是位於映像管何處

（僅能以機率來判斷）。只知道此電子在到達我們「觀看」的螢幕時已變成點。（因此我們才能看電視）。

爲何在到達螢幕時會變成點呢？其實並非如此，以量子力學的解釋，是因爲我們「觀看」才變成點，這是觀測問題，迄今仍是物理學上有待解決之重大難題。一九二五年左右尼爾斯·波亞在量子力學上以愛因斯坦包括觀測問題進行反覆議論而頗爲聞名。

近來出現以「觀測」來解釋觀測問題之趨向，以下稍加說明。

例如，電視畫面若無任何人觀看則無法映出任何影像之問題。換言之，是否電子是因觀測才變成畫面，那不觀測時只是以波的形態（或波的機率狀態）存在嗎？

爲獲得答案而製造出複雜裝置來欺騙自然，何嘗不是窺視觀測的狀態，然而，自然是不受欺瞞的，任何以現在或將來觀看時，均會變成點。

根據以上，於是出現所謂「自然界在人類觀測前並無實際存在」之想法。一九三二年匈牙利的天才教學家封·諾依曼在『量子力學的教學性基礎』一書中亦針對此現象提出檢討，結果得到使宇宙實際存在的物質是「心」的結論。

該項理論曾爲物理學帶來不少的衝擊。如上所述，物理學家即使不採用自然現象與觀測無關的「相對方面」來處理牛頓力學之說，但對將存在以心的立場作爲實際存在來研究的想法，還是難以接受。一方面爲諷刺愛因斯坦所謂「不相信宇宙在老鼠觀看下就會有所改變」，另一方面建立量子力學發展基礎的波亞和貝爾克，也對此提出以下解釋：

「由於我們無法看到如電子般的量子，只是藉儀器來測定量子的作用。因此須透過觀測者或整個觀測儀器，量子才能被現實化」。

這項解釋被稱爲量子力學的哥本哈根解釋。那麼在進入觀測儀器前，僅以機率存在的量子的波，又是在何時變成點的呢？對此問題，海森貝爾克認爲「實際存在並不深入」。換言之，量子在進入觀測儀器前並非以實際存在方式存在。因此，對所謂量子力學實際存在之本質，他倆並未詳加解釋，只是說明現象，亦即對「問題加以回答」而已。

然而在追求意識（心）與實際存在之關係上，物理學家仍不放棄宇宙乃心的實在化主張。諾貝爾物理學家得獎人尤金·維克納曾說「我們的意識可改變世界，因此我們的未來是依我們的意識而定」。此外，位於德州奧斯丁物理學理論研究所的約翰·賀以拉則採用「任何現象在被觀測前，均非實際存在的現象」的立場。

諸如以上論調，使我們了解到在此所謂的意識或心，是受腦部心的機能控制，與腦不同。那麼心與腦又具有何種關係呢？

佛教所把握的方法

釋迦牟尼認爲心與體（以現在說法是指腦）是「心象徵光明，沒有心的腦如同黑暗」，此外在他處亦說過「腦如果是蠟燭，心即是亮光」。

六世紀南印度僧侶護法（達爾馬巴拉）的著作中所謂「成唯識論」的分類，最常使用在佛教對心的說法。依據其說，認爲讓我們有所反應的五感意識是前五識，就是眼、耳、鼻、舌、身，相當於視覺、聽覺、嗅覺、味覺、觸覺。

總合來自於這些部位之情報予以判斷的是第六識，相當於生理學上的聯合區，將這些情報的善惡、好壞加以區別成喜悅、恐懼、發怒等意識的是第七末那識，又稱爲傳奏識，其作用是傳達外界情報的價值至更深的第八阿賴耶識，亦即扮演傳達前五識心的命令角色，如同現今生理學上邊緣系及R複合體（下腦基底核與腦幹）。

如果在第七末那識存有煩惱、迷惑，無法結合過去經驗，對所見所聞分辨出善惡、好壞，就會使第八阿賴耶識在接收到扭曲的情報時產生迷惑、苦惱與痛苦等感覺。因此第八阿賴耶識是心的本體，也可說是記憶的貯藏庫。現今將整個大腦皮質視爲長期記憶處（永久記憶）之說法，即符合心的本體是影響整個腦發揮功能之說法。

釋迦牟尼在悟道時曾說過「奇哉，奇哉，一切衆生需有如來之智慧、德相，僅因具有妄想執著之故，而不得證」。換言之，我們的心原本和佛之心是相通的。此外祂亦認爲心是「不生不滅」超越時空，並包含整個宇宙。

既然我們本來的心是不生不滅且清淨，爲何自己不能自覺，反而沈迷在妄想煩惱的深淵之中呢？

這是由於心在（無始）誕生之初受根本上的無知（無明）蒙蔽所致。我們在以坐禪、精神合一、五感、第六感、第七識功能均停止時，外界情報（音與光）是直接傳送到第八阿賴耶識，此時是處於「自己爲自己覺醒」或「直接了解自性」的狀態，禪宗稱之爲見性。

所以說本來之心是不生不滅永遠存在的，心也不會老化或死亡。死亡以佛教觀點解釋是回到佛心（本來之心）的世界。

人腦若知上述會老化，那心的功能是否也會衰老？我們在觀看或聽外界事物時並沒有衰老，所聽所聞之意識之所以變得困難是由於結合老化之故。

我們稱之爲自我的東西，在佛教上並無實體存在，只是本來之心的終點。如此看來，心與意識其實並不相同，但這種心能否以科學來解釋，還是個問題。儘管如此，實際存在的問題仍然接近心。休·列迪恩卡曾說「我們的生命並非只是全宇宙之部分而已，從某些意義上而言，是全體」，這與佛教所謂的大宇宙心的說法是一致的。

我們總有一天會面臨死亡。若如上述現今生理學所教導的人不能活超過一百二十歲的話，即使不變成癡呆，能多活一些日子，也沒有太大的意義。時間不斷在流失，而我們只不過存在一瞬間。照此說法，我們的心是否也存在一瞬間，再度存在時，難道不會消失嗎？

這就牽涉到所謂老化與死亡之根本問題，亦即作爲意識存在的心以及宗教上更深一層的問題。

釋迦牟尼悟出自我本質，解決了生與死的問題。我們既具有不生不滅之佛心，若能斷絕妄想、統一心，必是能「體會」出心的本質，只有心了解自己的心，才能立即「知曉自性」。

談到老化，就無法迴避生死之根本問題。或許亦是藉此讓人重新思考本質上問題之大好時機。

第六章
腦的老人性變化

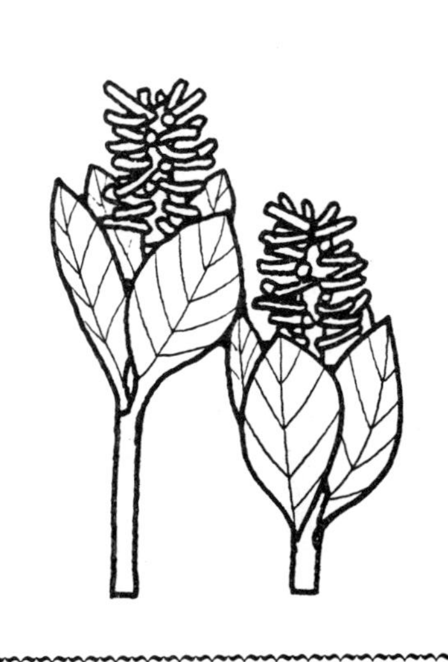

1. 何謂阿耳滋海默氏病

日本與歐美的老人性癡呆

一般引起老人性癡呆的原因有血管性之變化和阿耳滋海默氏病。血管性的變化是由供給腦部養分之動脈血管硬化、使血管內徑變窄，形成的血栓會使血管喪失或危害該部位之機能，腦梗塞時造成的失語症即是最典型的症例。

阿耳滋海默氏病是一九〇七年德國慕尼黑的神經科醫生阿洛依斯·阿耳滋海默，首先在一位年約四十七歲左右女性身上所發現的一種癡呆性症狀。其最初出現妄想、幻覺，時而激動、興奮、易怒或呈現憂鬱狀態。在症狀急速惡化時，甚至完全失去對自我或周遭事物之意識，大約四年半後即死亡。

據說日本七成患有血管性老人性癡呆中，有三成是阿耳滋海默氏型。至於歐美的阿耳滋海默氏型則占六成，血管型僅占十五％左右。

其次比較兩地患病之原因。美國的老人性癡呆發病率是隨年齡而上升（圖1），但阿耳滋海默氏病之發病率（有病率）卻因調查而有不同結果。據哈佛大學的迪尼斯·A·艾班

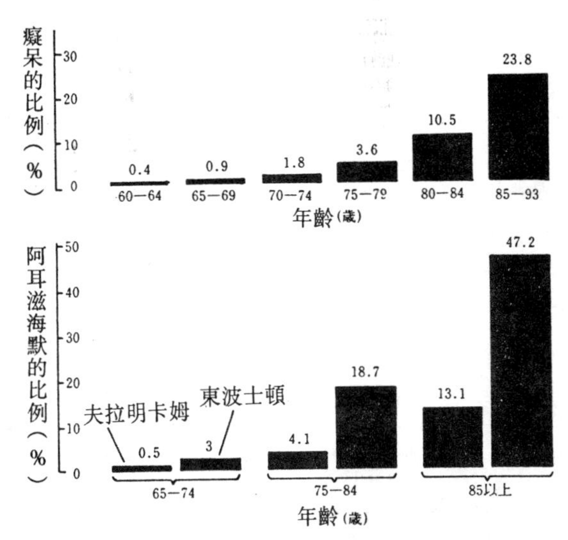

圖 1　美國癡呆症與阿耳滋海默氏病之比例
夫拉明卡姆與東波士頓調查比例不同

斯教授的調查，八十四歲以上老人中有四十七·二％患有阿耳滋海默氏病，但夫拉明·卡姆的調查卻只有十三·一％，兩者差異之原因是夫拉明小組所採用的診斷基準較爲狹義所致。

日本各地也對老人性癡呆發病率作過類似調查。平均六十五歲以上的老人有三～六％患老人性癡呆。據群馬大學的平井俊策先生等最新的研究顯示，群馬縣六十五歲以上在家老人中，三％具有癡呆症狀，其中阿耳滋海默氏型占四十六％，腦血管型占三十七％（表1）。

這項結果與日本過去將阿耳滋海默

氏型視爲多數腦血管性癡呆症的想法正好相反。平井先生推斷是日本將兩型合併後，均歸類到腦血管型所致。

即使如此，阿耳滋海默氏症持有的老人斑、神經原纖維卻是一般老人腦部常見之變化，因此要嚴格界定其範圍確實困難。大致而言，日本平均癡呆的患病率是全國約四%左右，八十四歲以上占二十%上下（表2）。此外若將阿耳滋海默氏型與腦血管型加以比較時會發現，全國平均患腦血管型較多，是阿耳滋海默氏型的一·四倍。

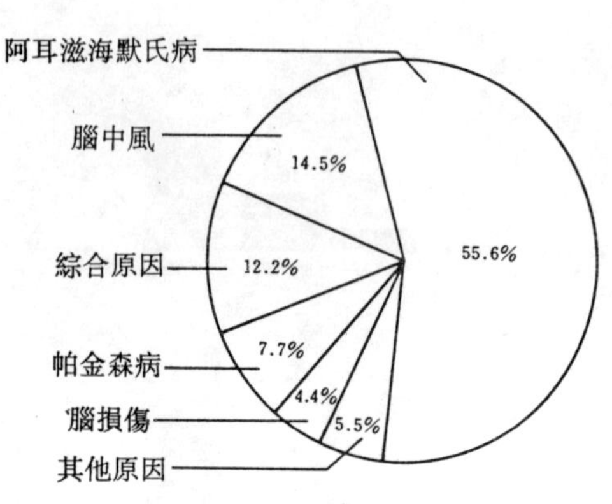

老人性癡呆原因

Dennis J.Selkoe；“Aging Brain, Aging Mind” Scientific American, Sep. 1992. P.100
「日經科學」1992年11月號 P.140

何謂阿耳滋海默氏症

阿耳滋海默氏症到底是何種疾病。阿洛依斯·阿耳滋海默氏在解剖患者腦部時留有以下記載：

「在大腦皮質，特別是其表層，發現多數異

調查地區（調查年）	抽樣數	有病率（%）					
		全體	65～69	70～74	75～79	80～84	84〈
山梨縣（1985）	2,452	3.1	0.5	1.5	3.2	6.9	15.1
北海道（1985）	9,274	3.4	0.9	1.5	4.5	8.8	16.5
新瀉縣（1983）	2,511	3.5	0.7	1.5	4.3	9.0	13.2
岐阜縣（1983）	1,649	3.5	1.4	2.1	3.6	7.4	18.1
東京都（1987）	4,586	4.0	1.0	1.4	4.7	8.6	21.1
大阪府（1983）	1,844	4.3	0.6	3.1	4.3	16.2	—
東京都（1980）	5,402	4.6	1.2	3.1	4.5	8.8	16.5
富山縣（1985）	1,416	4.7	1.3	1.4	5.3	17.3	17.7
神奈川縣（1982）	1,507	4.8	1.8	3.8	5.0	10.8	20.8
橫濱市（1982）	2,287	4.8	0.8	2.7	6.8	13.8	28.6
愛知縣（1983）	3,106	5.8	2.5	4.7	7.9	14.6	21.6
群馬縣（1992）	2,242	3.0	0.8	1.8	2.8	5.3	10.9

表1　依據日本各地癡呆老人疫學調查以及各年齡階段有病率
引自「MEDICAL TRIBUNE」1993年4月15日號

常物質沈澱引起的斑點。」

首先就一般所見老人腦部性變化來觀察。

我們腦神經細胞、神經圓，一般在出生後就不再分裂。因此針對神經圓數目之變化即可了解。例如，專司記憶與情緒的海馬及扁桃的細胞數，在十年間約會減少五%，到了人生後期，細胞死亡數更可達到二十%，尤其位於大腦皮質或海馬之大神經圓會逐漸萎縮以致死亡。此外，阿耳滋海默氏症患者前腦基底核中的麥尼爾特（meynett）神經核會在受損傷時引起細胞體之突變。麥尼爾特（meynett）神經核是以乙酰膽鹼作爲傳達物質，將纖維傳送至海馬或大腦各部位（圖2）。

那在神經細胞內又發生何事呢？

調查地區	阿耳滋海默型癡呆（DAT）	腦血管性癡呆（VD）	VD/DAT 比
東京都（1980）	0.6	1.7	2.8
新瀉縣	1.1	1.9	1.8
岐阜縣	0.9	1.6	1.8
神奈川縣	1.2	2.0	1.7
横濱市	1.0	1.7	1.7
川崎市	1.5	2.2	1.5
大阪府	1.5	2.2	1.5
東京都（1987）	0.9	1.3	1.4
北海道	1.2	1.5	1.3
愛知縣	2.4	2.8	1.2
山梨縣	2.0	1.6	0.8
富山縣	1.7	1.1	0.6
群馬縣	1.4	1.1	0.8
平均	1.3	1.8	1.4

表2　依據日本各地癡呆老人疫學調查癡呆型別之有病率
引自「MEDICM TRIBUNE」1993年4月15日號

有關此疑問，有以下三種值得注意的變化。一種是DNA的變化，尤其腺粒體的DNA會因自由基而易發生變化，使得腺粒體製造的酵素也產生異常，製造出形成障礙的能源，其中又以引起所謂細胞色素氧化酶酵素異常最爲常見。

第二是蛋白質的修飾（變化）。蛋白質在與自由基氧化或和糖結合時會製造架橋引起變化。據説高齡老鼠的腦部就含有三十～四十％的這種物質。此外，蛋白分解酵素在分解這些蛋白時本身也同時發生變化，以致失去處理異常蛋白之功能，再加上分解活性氧的SOD若也產生變化，亦無法正常處理活性氧。

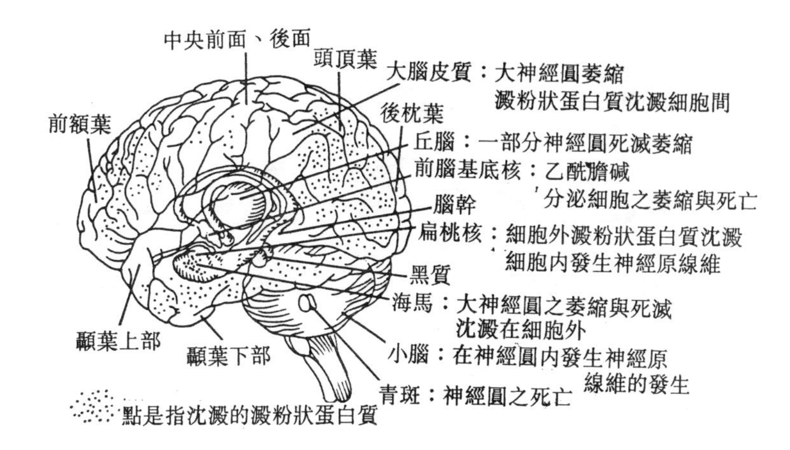

圖 2　在腦內被阿耳滋海默氏病傷害之部位

第三是β澱粉狀蛋白質。它沈澱在老人腦部老人斑的中央，周圍並有變性的神經突起。在此還存在兩種膠細胞，膠細胞是支持神經圓的細胞。它以小膠細胞形態存在老人斑之中心位置，以星狀膠細胞存在周邊部位（圖3）。

老人斑的出現是神經原纖維變化所致，它位於神經圓細胞質中，並非由澱粉狀蛋白質形成的，而是所謂TAU蛋白質變化生成的。

阿耳滋海默氏症患者腦部出現的變化，並非特有現象，而是多數老人腦部的變化。一般情形若患者腦部先出現β—澱粉狀蛋白質，會使原纖維發生變化，反之，原纖先產生變化，時卻未發現澱粉狀蛋白質的沈澱，由此推斷，可能是由澱粉狀蛋白質沈澱所引起的。

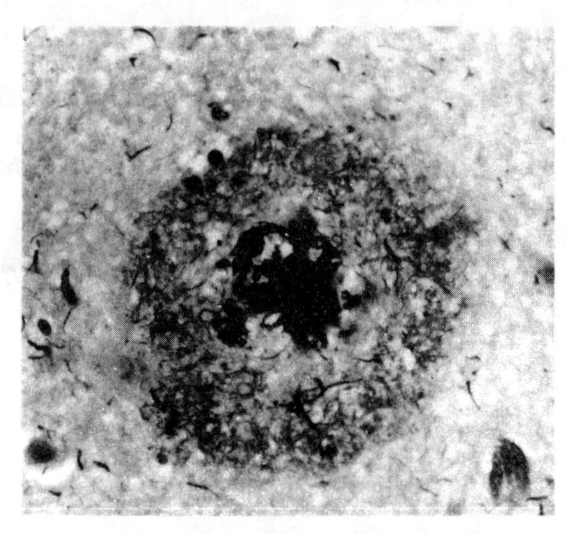

圖 3　阿耳滋海默氏病患者腦部老人斑
中央黑色部分是含澱粉狀蛋白質的斑點作爲看到變性的神經突起
引自「日經科學」1992年1月號 P.59

β—澱粉狀蛋白質到底是何種物質？它是由血管內皮細胞製造的。一九八四年加州大學聖地牙哥分校的喬治·G·葛連納與凱恩·W·翁從髓膜血管中取出β—澱粉狀蛋白質時，確定了其構造。另外，哈佛大學的迪尼斯·J·賽爾科在分析老人斑中的β—澱粉狀蛋白質時卻發現其與血管所製造的澱粉狀蛋白質稍有差異。

在解明該遺傳因子的同時，又了解到二件事。其一，澱粉狀蛋白質是由第二十一個染色體所製造的，造成精神薄弱的唐氏症，就擁有三個該染色體，患者腦部亦沈澱有大量的β—澱粉狀蛋白質。

此外，在分析其遺傳因子時又了解到

澱粉狀蛋白質是最大型前驅體（β－APP）的一部分，部分的β－澱粉狀蛋白質是由四十個胺基酸所組成的，其稱爲C末端的一方是埋在膜中（圖4），中央部分則被蛋白質分解酵素切斷，並分別出現在血液及腦脊髓液中，而阿耳滋海默氏症患者老人斑中的β－澱粉狀蛋白質卻同時出現在部分澱粉狀蛋白質的兩端。

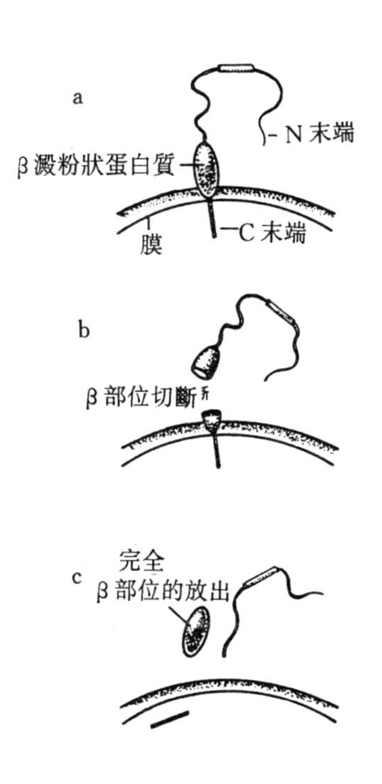

圖4　β澱粉狀蛋白質前驅體蛋白（β-APP）與其切斷

a：β-APP中β澱粉狀蛋白質有一部分在膜內。
b：一般β澱粉狀蛋白質中央部分被切斷
c：在老人斑中完全被β澱粉狀蛋白質切出
引自 Dennis J.Selkoe；Scienific American，Nov.1991

令人遺憾的是，對於阿耳滋海默氏症患者，腦部爲何會增加β—澱粉狀蛋白質及其功能何在的疑問，至今無法解明。

阿耳滋海默氏症的危險因子

以下列舉易患阿耳滋海默氏症的因子及其危險因子（表3）。

首先牽涉到家族性遺傳，尤其該症均是以家族性阿耳滋海默氏症形態存在。在某些情形下是由於第二十三個部分染色體的異常引起，不過還是有例外。對此，魯敦聖瑪利醫院的阿里森·哥敦等進行的研究就值得特別一提。他們在二個家系中確認了β—澱粉狀蛋白質的異常現象。

所謂的異常是指一種類似其他胺基酸的突變。它是由β—澱粉狀蛋白質所擁有的六百九十五個胺基酸中的第六百四十二個名爲纈氨酸的異常變化所引起的，此

A　性別、年齡、同胞情報
1.女性（但高齡者）
2.高齡
3.高齡母親
B　家族歷、遺傳的特徵
1.近親者中有阿耳滋海默氏病
2.近親者中有唐氏症侯群、白血病
3.指掌紋異常
4.姊妹染色，分體交換率增加
C　過去罹患病症
1.頭部外傷
2.甲狀腺疾病
3.喪失牙齒
D　心理的、社會的特徵
1.病前性格
2.教育程度低
3.不活潑的精神生活、社會參予
（確實或大致確實）

表 3　阿耳滋海默氏病的危險因子

近藤喜太郎「MEDICM TRIBUNE」1991年2月7日號

外，近來更發現四個家系有此現象。

一般而言，若雙親或兄弟等一、二等親中出現一名阿耳滋海默氏症患者，其他人的患病率會高達五十％，據說是屬於常染色體優性的遺傳形式。

然而家族中從未有其遺傳因子的卻也發現不少患者，因此環境因素也應列入考慮。以同卵雙胞胎來說，就有發病率時期上的差異。

以性別來說，女性多於男性，其中又以曾有過頭部外傷及不善於社交的內向性格，或無任何嗜好者更易患病。

但僅此是無法診斷出患病原因。美國曾將這種對外逐漸喪失意識的狀況，比喩爲「電影的螢幕逐漸變暗」。過去日本電視亦報導過類似該病的一名五十歲女性患者，她原本經營一家快餐店，在突然喪失記憶力後被迫結束營業，目前與女兒分層同住在一棟公寓中，在女兒家中用完三餐後回到自己家中是她少數能做到對方向的辨識。

但這項案例與阿耳滋海默氏症「會逐漸喪失對外界的意識、最後變成完成廢人」的情形截然不同。

或許所謂阿耳滋海默氏症的疾病，只能說是一種含有多數病態的症侯群吧！

2.帕金森氏症的症狀

帕金森氏症的症候群

將神經科醫生奧力巴·查克斯原著小說搬上螢幕的電影「雷納特的早晨」，曾引起相當大的迴響。

劇中主人翁是帕金森症患者，其四肢幾乎無法活動，多數時間是處於僵硬狀態下。然而在服用L—多巴（多巴的L型）的藥物後，卻奇蹟似的能活動身體、與人交談、操作一般事物。不過好景不常，在該藥逐漸喪失效力後，又回復到原本黑暗的生活。

究竟帕金森症是何種疾病？一八一七年英國醫生吉姆斯·帕金森曾出版一本名爲『有關顫抖麻痺之論文』薄薄的書，其中有如下敘述：

「患者伴隨著不隨意的顫抖，部分肌肉衰退，即使給予助力也無法擺動，而且肢體前屈，步調會在不自覺中加快變成跑步，不過知覺、智力卻無任何異常現象。」

由此確定出顫抖、僵硬、動作減少、喪失平衡機能，爲該症最典型的四種症候群。尤以所謂「無動症」的自發動作降低最爲顯著，其特徵是進行隨意運動時動作遲緩、患者面

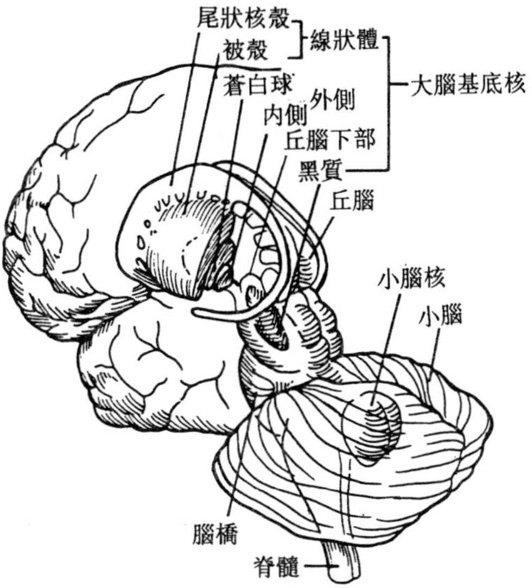

圖 5　**大腦基底核與黑質位置關係**

部如凍僵般的「面具像」、缺乏表情等均源自於無法順暢運動臉部肌肉所致，笑容的展現也十分僵硬，毫無自制力，無法正常眨眼，雙眼瞠視似「爬蟲類的凝視」。

是何原因造成諸如此類的異常？

那是由於患者腦幹中所謂黑質的神經集合細胞逐漸死亡，使黑質喪失如大腦基底核的紋狀體傳達神經突起（軸索）機能所致。而負責傳送該神經物質的纖維就是多巴胺。

紋狀體以運動系活動狀態自大腦皮質各處獲取感覺情報，再對運動進行微調整（圖5）。

紋狀體中五分之一的細胞纖維皆來自於黑質，因此黑質細胞一旦死亡，遂引發帕金森

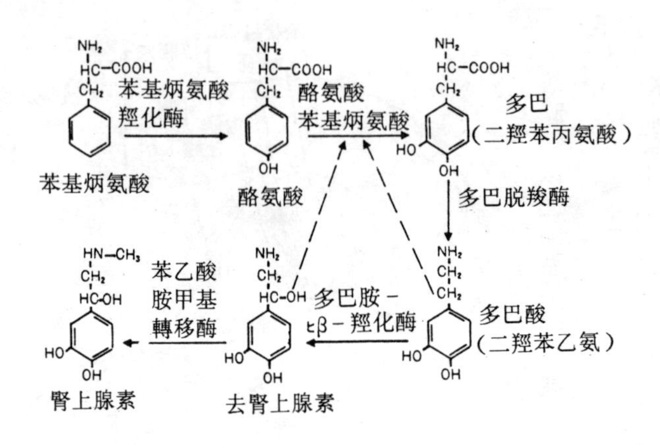

圖6　酚酸的生物合成

虛線表示去腎上腺素抑制酪氨酸羥化酶的作用

症。

服用L—多巴及其界限

是何人結合帕金森症與多巴胺？一九六〇年初期，維也納藥理學家奧雷·赫爾尼凱·畢茲從死於該病患者的腦部專司運動處，發現多巴胺的消失。

多巴胺是基酸中的苯基炳氨酸或酪氨酸，經由多巴製造出來的（圖6）。

多巴胺再形成去甲腎上腺素、腎上腺素。首先讓患者服用多巴胺時，發現在未經過血液或腦關門，其無法自血液中轉移腦內。一九六一年加拿大蒙特利爾的神經學家安德烈·巴魯波在讓患者服用L—多巴後，症狀出現了改善。

到一九六九年左右，美國的喬治·科基·阿斯給患者大量服用數個月的L—多巴，提出報告的人數雖少，但症狀確實有如「雷納特的早晨」劇中所述有顯著的改善。

患者面孔如重生般不再僵硬，身體不再前屈，走路也不拖著步伐，即使時而顫抖，但能立即從椅子站起，迅速書寫、走路、進餐。這番景象連帶使得醫生情緒也隨之提高。由於這是依據補充的神經傳達物質醫學理論進行的治療，因此人們均認爲這是醫學研究所帶來的勝利。

儘管如此，L—多巴卻不具永久效用。患者在不久後不僅手部更加顫抖、聲音也變小、動作更爲緩慢，即使按醫生指示增量服用，症狀仍然無法如最初般的改善而繼續惡化，迫使醫生再加重用藥。但是L—多巴並非無害之藥物，它會引起睡眠障礙、作惡夢、身體肌肉微小顫抖、白天有睡意等副作用。

L—多巴爲何會失效呢？理由是死亡的黑質神經細胞，使多巴·脱羧酶無法發揮將多巴形成多巴胺的作用。

因此，除L—多巴外，還需探索與多巴胺受容體結合之物質所發揮的作用。其製造出稱爲promocryptine的藥物，對多巴失效的帕金森症患者應該有效，不過實際給患者服用後，也會逐漸失去效用而出現增量後之副作用。

馬德拉蘇的副腎移植

一九八七年『new england J. medicine 』曾刊載一篇關於墨西哥腦部外科醫生伊戈・那西歐・馬德拉斯，對帕金森症患者的部分腦部紋狀體移植副腎獲得效果的論文報告。這項喜劇性的報告在轉載『紐約時報』後，曾驅使前重量級拳王穆罕莫德・阿里，親訪其位於墨西哥診所之轟動話題。

頭部外傷是引起阿耳滋海默氏症危險因子之一，因此拳擊手晚年多半會出現類似帕金森症的顫抖、步行異常、說話遲鈍等症狀。

馬德拉斯的報告如下：

除腦部外，無任何臟器將多巴胺作爲最後產物，但副腎髓質卻能在製造腎上腺素中途同時製造多巴胺。血液中一半的多巴胺都是來自於副腎髓質，其餘部分則是自交感神經末端發生的。

基於此，於是進行將副腎組織移植到患病動物腦內的實驗，結果確實治癒了運動異常。

一九八四年有位三十五歲男性拜訪馬德拉斯的診所。據說該患者在一年前就出現帕金森症症狀，最初僅在身體右側，但惡化後使左側亦受波及。然而服用L—多巴後引起下痢、嘔吐等腸胃系統的副作用而不得不停止。不久在仰賴輪椅的生活下，於一九八六年三月接受腦內副腎髓質之移植。

另一名是三十九歲男性患者，他因症狀惡化到無法自己進食、書寫等日常生活行爲，也於一九八六年十月接受手術。

在手術後最初的十五天，患者症狀即開始改善，第十七天就能自己步行，語言表達也較爲清楚。五個月後，顫抖幾乎完全消失，已能過一般正常生活。據報告，之後仍保持進步狀況。而第二名患者亦有同樣情形的改善。

馬德拉斯遂在全世界帕金森症中心做公開演講，並示範手術法。即使美國方面的研究顯示出多數症狀的改善，但不能理解的是必須經過大約六週才會出現，而且是占多數。

此時移植的副腎細胞發生了什麼作用？其實這些細胞只是確認該移植細胞繼續分泌多巴胺本身無法存活，因此，手術後的患者仍然需要繼續服用L—多巴等藥物。由此可知，副腎細胞的移植，可能只具有刺激腦局部生成神經成長因子的作用。

帕金森症與精神分裂症

為何L—多巴會引起副作用？這是由於我們腦內多巴胺的其他作用所致。從黑質到紋狀體的神經群與運動有關，但從腦幹腹側被蓋到大腦前頭前野亦佈滿神經延長物質，據說後者與記憶、認知等高層次的腦機能，如不安、恐懼、幸福感、快感等情緒有關。

一九六五年由美國精神科醫生藍道拉普與莫克巴特提倡的「精神分裂症的多巴胺假說」，曾懷疑精神分裂症的腦，是否為過度活動的多巴胺性神經細胞引起的。理由之一是服用L—多巴會出現如分裂症般的幻想、妄想。

帕金森症患者是否常出現精神分裂的症狀呢？其實不然，那是由於與多巴胺受容體結合後的異常所致。例如，治療精神分裂症的chlopromazin藥物，與受容體結合時，會使多巴胺無法發揮作用。少量的chlopromazin會使正常人產生嚴重的顫抖、不快感及其他精神機能之異常，但用在患者身上，即使加重二十%的藥量，也絲毫不見諸如此類的症狀。由此得知，正常人與精神分裂者，是神經圓或其受容體本質上之差異。近來更自分裂症患者腦內發現增多的D_2多巴胺物質。

此外，亦受環境影響。例如，所謂麥司卡林幻覺劑的作用，依過去服用經驗而有差異。所謂柏約塔（墨西哥仙人球膏）的麥司卡林誘導體，會使墨西哥的印地安人產生如神靈附體般的強烈反應，但卻不見於其他人。

因此，若帕金森症患者腦內有出現D_2受容體增加的情形時，就會伴隨分裂症之症狀。

支持多巴胺假說者亦舉出治療哈洛、裴利、杜耳等分裂症的藥物，與多巴胺受容體結合後，有抑制多巴胺作用之實證。安非他命帶來如分裂症般的幻覺、幻想，就是強化腦內多巴胺作用所致。

帕金森患者若服用過多的L—多巴或promocryptine 藥物，會在腦部或肌肉出現各種副作用。

帕金森患者不僅具有運動障礙，其精神障礙更是形成老人性癡呆的原因之一。

阿里的症狀雖類似帕金森症，但其腦部及其他部位並未受到侵害，因此沒有接受手術。

香煙能防止癡呆嗎？

第七章

抽煙與癡呆間不可思議的關係

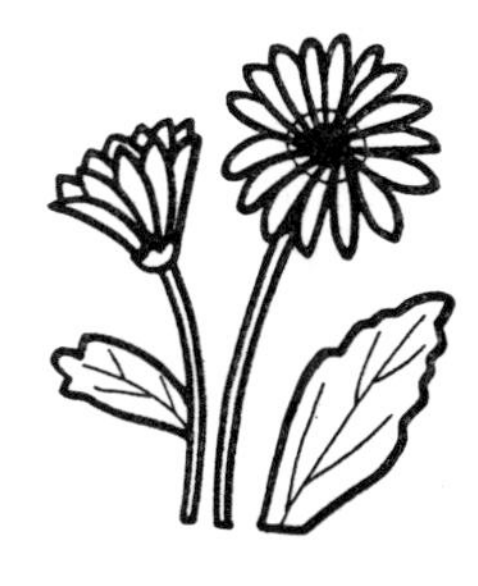

1. 帕金森症與抽煙

一九七〇年首度出現吸煙者不易患帕金森症的報告。之後有更多研究顯示帕金森症之發病率與抽煙無關。如果現在出現香煙具有預防帕金森症之説法，也不致言過其實。

調查抽煙與不抽煙者患帕金森症之危險作成一覽表（表1）。所謂的奧茲比，是以不抽煙者之危險率爲「一」，抽煙者罹患帕金森症之危險率有多少爲基準，若低於一，則表示患病危險性較小。

匯集了一九八六年帕金森症危險率與抽煙關係之報告顯示，男女雖有若干差異，但整體而言，抽煙者之患病率低於不抽煙者。

研究之際令最人矚目的是利用同卵雙胞胎的調查報告。美國國立衛生研究所（NIH）的布魯斯・S・森巴克在一九八六年調查雙胞胎之一患帕金森症，另一人卻得健康的報告。其間的差異是否與生活態度有關？

是否由於出生時的異常、孩童時期曾罹患重大疾病、感染症、過敏症等？有否運動？是否曾赴美旅行？是否從事手工業或常接觸工業廢棄物、排煙？是否吸煙等。

針對這些項目的調查對同卵雙胞胎中，患症與不患症加以比較。結果兩者間較具意義的差異只是有無抽煙而已。換言之，未患病者是由於抽煙率較高所致。

帕金森症與化學物質

森巴克調查項目中的有無接觸工業廢棄物或工廠排煙的問題，確實有其道理。一九八三年二月號科學雜誌『SCIENCE』曾刊載一篇由加州藍克斯敦對四名患者的研究報告，十分受到矚目。

最初是一名四十二歲毒品中毒者，其肢體無法自由活動，舉手後就繼續維持原姿勢，呈現所謂强剛的症狀，活動身體時動作相當緩慢，伸展手臂時會產生極大的反抗性，但有時又會有如打開水兵折刀般突如其來的動作。起先診斷結果是精神分裂症，不過該患者之三十二歲女友，亦出現完全相同的現象。

由於精神分裂症不具傳染性，因此推測此二人，可能均具有帕金森症某種共同因子。該名女性的症狀較男性更爲嚴重，完全無法活動，毫無表情、不能眨眼，必須仰賴母親及妹妹代爲沐浴、更衣、進食才能生活。最後診斷出是帕金森症。

帕金症通常出現在六十歲後，五十歲前應該不會發病，而且該病症狀是緩慢進行，對於此二人一夜間就出現症狀的情形，藍克斯敦在十分不解下，告知其任精神科醫生的友人，並提及該名男性是毒品中毒者。就在話題傳開後不久，隨即出現第三對呈相同病狀毒品中毒男女。

報告者		比	統計的有意
內夫茲卡等			
	男性	0.4	+
凱斯拉與戴爾蒙特			
	男性	0.6	+
	女性	0.7	−
凱斯拉			
	男性	0.4	+
	女性	0.6	−
安沙利與詹森			
	男性	0.2	+
馬爾迪拉與林尼			
	兩性	0.7	+
哈克等			
	男性	0.7	−
	女性	0.2	+
科多維思與奧斯迪恩等			
	男性	0.5	+
	女性	0.6	+
巴爾波與波爾歇			
	兩性	0.4	+
近藤			
	男性	0.4	+
	女性	0.6	+
卡薩特等			
	兩性	0.4	+
拉休布特等			
	兩性	0.7	−

表1　抽煙與帕金森症之危險率關係

於是藍克斯敦將該毒品送交華盛頓作成分分析，結果發現其與過去任何毒品完全不同。該物質究竟是什麽？

一九四七年製藥公司的霍夫曼·羅休在合成所謂海洛因ＭＰＰＰ的物質時曾引發某位學生的仿效，但卻錯誤作出另外一種物質，該名青年在飲用後身體完全無法動彈，在服用Ｌ—多巴後雖稍有改善，但由於Ｌ—多巴的失效，使該名青年終究死亡。其遺體被解剖時發現腦部黑質細胞均已死亡；分析其飲用的物質，也確定是ＭＰＰＰ的副產物—ＭＰＴＰ。

當時負責合成ＭＰＰＰ製藥公司的員工中，亦陸續有人呈現類似帕金森症的症狀，更令人震驚的是，原來ＭＰＰＰ就是爲帕金森症開發的治療藥。在一九五〇年時曾有六人爲印證該藥物導致二人的死亡。

在此背景下，藍克斯敦患者的症例是可理解的。因爲藍克斯敦所提供的樣品與該青年合成的物質，均顯示含有ＭＰＴＰ。

由此推斷公害所產生的化學物質亦可能成爲致病原因。不僅對帕金森症，恐怕對阿耳滋海默氏症亦如此。

鋁與阿耳滋海默氏症

一九四二年出現將氫氧化鋁注入動物腦內導致癱瘓的報告。一九七六年發生透析中腎不全患者癡呆事件，在調查所謂「透析癡呆」的症狀時發現，是自來水或藥劑中所含的鋁造成的。於是後來出現阿耳滋海默氏症是經由口部進入體內的鋁積存腦內的說法，當時亦有阿耳滋海默氏症患者腦部沈澱大量鋁的報告。

直到被指正爲是量法的問題才逐漸平息下來。然而硅酸鋁等出現在阿耳滋海默氏症患者的老人斑中確是事實。至於鋁在無法通過血液腦關門的情形下如何積存腦內的疑問，迄今尚未闡明。有一種解釋是經由鼻粘膜的嗅覺細胞隨軸索進入腦內，理由是阿耳滋海默氏患者多數出現嗅覺異常現象，再加上嗅覺細胞的神經突起會與邊緣系相結合。

先不論是否是鋁導致阿耳滋海默氏症，光看我們所處周遭的環境因子就足以構成癡呆，只是尚未發現而已。

2.尼古丁與阿耳滋海默氏症

阿耳滋海默氏症與抽煙

阿耳滋海默氏症的發病率可能因抽煙而降低，最初是由阿爾斯·貝爾在一九八一年指出的，他發現多數患病者均不抽煙。

美國華盛頓州西雅圖巴迪爾研究所的克列布斯等，和歐洲方面小組一起就飲酒、抽煙與阿耳滋海默氏症之關係進行跨國性研究後，才使得該説法受到重視。他們表示酒精與阿耳滋海默氏症並無關連。

至於抽煙方面的報告，顯示抽煙者患病的危險率是不抽煙者的七十八％，亦即低於不抽煙者二十二％，而且一年內所抽的箱數越多，越不易患病。至於家族性遺傳阿耳滋海默氏症或唐氏症及頭部外傷等也是危險因子，此外，母親生產時的年齡、甲狀腺機能降低等均是不容忽視的原因。

一九九一年位於荷蘭鹿特丹的艾拉本斯醫科大學的翁·杜因與阿爾帕德·霍夫曼，發表有關阿耳滋海默氏症患者與抽煙習慣之研究報告。以阿耳滋海默氏症與帕金森症之關係來説，二等親以內若出現阿耳滋海默氏症者，其患帕金森症的危險率會增加二·五倍（表2）。

以抽煙情形來説，家族中若有阿耳滋海默氏症患者（家族性阿耳滋海默氏症），抽煙

雙親、兄弟有阿耳滋海默氏病患者發症率	
患阿耳滋海默氏病危險	4.321倍
患帕金森病危險率	2.501倍

抽煙者患阿耳滋海默氏病的危險率	
家族性阿耳滋海默氏症	0.35倍
非家族性阿耳滋海默氏症	1.19倍

無動脈硬化性心疾患的抽煙者患阿耳滋海默氏病危險率	
家族性阿耳滋海默氏症	0.167倍
非家族性阿耳滋海默氏症	1.661倍

抽煙頻率與阿耳滋海默氏病的危險率

1日的支數	全部患者	家族性阿耳滋海默氏症
0支	1	1
1-10支	0.79	0.46
11-20支	0.59	0.34
21支以上	0.39	0.18

表2　阿耳滋海默氏病的危險率

British Medical Journal, 202, 1491-1494, 1991修改

者可使危險率降低約三分之一。反之，非家族性（散發性）阿耳滋海默氏症時，則與抽煙不發生關係。此外，阿耳滋海默氏症與抽煙支數亦有關，隨抽煙支數增加，患病危險率就減少。

有關非家族性（一般）的阿耳滋海默氏症與抽煙之關係，倫敦大學的P・J・迪整理出以下報告（表3）。

在十七項刻意研究中三項報告顯示抽煙能降低患病危險率，而且另外十項非刻意的研究亦出現類似情形。並無任何報告顯示抽煙會增加患病危險率。

綜合以上結果重新整理後發現，抽煙可降低三十一%的患病率。

著者	抽煙者		非抽煙者		相對危險率
	AD	CONTROL	AD	CONTROL	
阿馬杜基	51	52	65	45	0.68
巴克雷	14	12	25	27	1.26 *
布多	80	89	88	80	0.82
強都拉	17	23	46	40	0.64
夫連奇	54	37	24	11	0.67
克雷布斯	66	75	63	54	0.75
克洛斯巴克	44	55	100	41	0.33
海曼	99	110	98	87	0.80
夏拉德	85	127	17	34	1.34 *

*：統計上並非有意。

表3　阿耳滋海默氏症與抽煙有無關係

依據霍夫曼對抽煙支數的研究，一天抽的支數越多患病率越低。此外比較一天抽的包數時也發現，抽一包以上的危險率也較小（表4、5）。

最後結論是，不論家族、非家族性，抽煙能降低阿耳滋海默氏症之危險率，而且隨支數增加而降低，換言之，抽的越多越不易患病。

尼古丁的作用

是何原因造成這種情形？是由於阿耳滋海默氏症將乙醯膽鹼作爲代替死亡神經之傳達物質。乙醯膽鹼是由所謂的膽鹼乙醯轉移酶（CHAT）的酵素所製造再被分解爲乙醯膽鹼酯酶（ACE）。當這種乙醯膽鹼自神經末端放出時，會和以下的神經、肌肉受容體結合並發揮作用。該受容體有二種：一種是造成毒蕈性的蕈毒鹼反應。蕈毒鹼無法和自律神經肌的神經發生作用，但會

一天支數	相對危險率
0支	1
1－10支	0.9
11－20支	0.8
21支以上	0.52

表4　抽煙支數與阿耳滋海默氏病危險率

A. Hofman, C.M.Duijn； Neurobiology of Aging, 11, 295, 1990修改

一天包數	相對危險率
0	1
1包以下	0.80
1包以上	0.66

表5　抽煙包數與阿耳滋海默氏病危險率

S.L.Shalat；Neurobiology of Aging, 37, 1630, 1987修改

和平滑肌、心肌腺發生作用，我們將該受容體稱爲蕈般物質受容體（蕈毒鹼受容體）。

另一方面，存在自律神經或骨骼肌的受容體與尼古丁發生反應，因而稱爲尼古丁般物質受容體（尼古丁性受容體）（圖1）。這兩個受容體廣泛分布在腦內、受乙酰膽鹼性神經圓的支配。

那麼帕金森症與阿耳滋海默氏症的受容體發生何種變化？患病時由於合成的乙酰膽鹼降低，於是造成ACE活性降低與受容體發生變化。

至於造成帕金森症癡呆的原因是由於乙酰膽鹼合成降低合併進行。不過蕈毒鹼性受容體數目增加，尼古丁受容體數目就會減少，特別是以阿耳滋海默氏症患者，腦部的海馬或前腦基底核（麥尼爾特神經核）的尼古丁受容體數目減少最爲顯著。

蕈毒鹼性受容體數目增加可能是爲替補減少的尼古丁受容體數目。該比例（M／N）會在帕金森症的額葉、顳葉增加，阿耳滋海默氏症則增加在顳葉。

依據對老鼠的行動實驗中發現，尼古丁作用可減少錯誤的行動並改善學習能力。腦內的尼古丁受容體與智能、學習、認識有關，因此其數目的減少遂形成阿耳滋海默氏症或帕金森症之原因。

尼古丁對中樞神經又有何作用？關於這個問題，可能有以下三種作用。

(1)可能有釋放乙酰膽鹼的作用——對貓施以尼古丁靜脈注射時，發現其頂葉的神經末端有乙酰膽鹼釋出。而慢性使用尼古丁時又可抑制放出乙酰膽鹼。

(2)可能對兒茶酚胺具效果——尼古丁自交感神經末端釋出兒茶酚胺中的去甲腎上腺素。至於對中樞神經的作用是與位於神

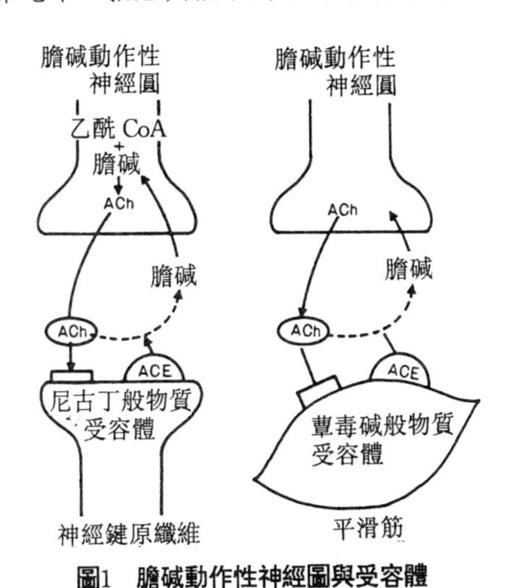

圖1　膽鹼動作性神經圖與受容體

經末端的受容體結合、促進放出去甲腎上腺素或多巴胺。該作用除了出現在海馬、大腦皮質、小腦等處外，要以丘腦下部最爲顯著。

(3)可能有釋放血清素的作用——尼古丁有刺激腦内血清素（腦内神經傳達物質之一）之代謝作用，特別有壓力時最爲明顯。藉由血清素可影響丘腦下部——下葉體系荷爾蒙之傳達。

尼古丁藉由乙酰膽碱受容體，能對腦部發揮學習、智能、刺激行動等作用，這些可能都與抽煙能預防帕金森症或阿耳滋海默氏症癡呆的理由相同。

第八章

依存症是疾病嗎？

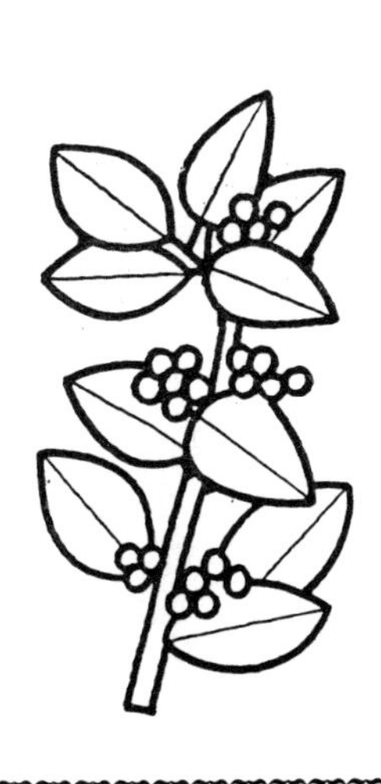

1. 疾病概念的變化

依存症是疾病嗎?

疾病的定義爲何?是否是構成該社會有著不同症狀人們所患的一種疾病?本身具有某種特殊才能,被視爲天才型的人並不能稱爲病人。因此即使毫無異常,但會爲其個人或社會帶來不利影響時才能稱爲病人的話,那麼日常行爲正常卻經常衝動、說謊者是否能稱爲罹患疾病?

反覆說謊、欺騙,卻成功立足社會的人不計其數,歐美常將這種人稱之爲「He is a sick pevson」。當然如果是因患有科爾薩科夫氏精神病(korsakovś症候群)使腦部異常才說謊,是可以稱爲疾病,不過並非所有腦部引起所謂「性格」異常均適用於疾病範圍,或許能在腦科發達的將來被證實,不過一般認爲可能性並不高。

以所謂反社會的性格來說,高喊反對體制、殺人的聯合赤軍成員或許就具有該性格傾向。這是否是腦部所引起的疾病?過去的俄國革命、近年來的愛爾蘭獨立運動中殘害無數市民的運動家可稱是性格異常,但卻不是病人。體制一旦被改變,這些人都有可能成爲傑出的政治家或執政者。因此所謂的異常，只能說是被環境、體制冠上如此稱呼罷了。

以下談些較一般性的話題。對所謂的作愛狂、賭博狂等情況，又該如何解釋呢？這些不斷換女伴或賭掉全部財產，讓家人流浪街頭的人雖是異常，但卻不能說是疾病。

那麼香煙中毒（尼古丁依存症）、酒精中毒者能說是疾病嗎？還有稍具「疾病相」的毒品中毒又該怎麼說？更甚於此，被多數人視爲疾病的精神分裂症、躁鬱症等，在古老的定義上離疾病尚有一大段距離呢！

引起身體異常的疾病

以下追溯疾病概念的變遷。首先是最典型、會引起身體異常、任誰都不會反對以疾病來分類的第一群，其中涵蓋赤痢、結核、瘧疾等微生物引起的疾病以及癌症、愛滋病等，特別是細菌引起的疾病，由於原因明確，只要排除該因素（細菌）就能獲得療效。

不過其中也包含概念不明確的疾病。以癌症爲例，毫無疑問地應稱爲疾病，但在預防、治療上卻不像細菌性疾病般單純。針對癌的成因曾提出病毒說、患癌物質說、代謝說、遺傳說等多項說法，符合這些說法的癌症也的確存在，但對於到底是何種物質與癌發生關係的疑問，迄今仍處於不明確狀態下。

有關癌症的治療，過去也能因有外科、化學、放射線等進步的診療法能提早發現，使外科手術的可能性也增大。即使如此，實際死於癌症的人數卻有增無減，因此也很難斷言治癌的努力是否成功。

一九四一年美國議會為治癌編列了充分預算，自此包括對癌症的研究費的指數函數即不斷增加。直到二十年後的一九八七年卻受到議會委員會嚴厲批評，報告中指出「自一九五〇到八二年間，最常見的十二種癌症的生存率，幾乎毫無改善」。此外一九八七年『紐約時報』也曾針對該項問題提出有關譴責「癌症病學會過度誇大治癌成果」，並告誡醫學學會勿過度渲染研究成果。一九八六年『美國醫師會雜誌』曾對當時具有治癌作用的干擾素及IL2報告提出以下討論「IL2療法的副作用太強，而且費用過高，與報告中深具療效的說法有所出入」而嚴加批評。

雖然美國在心臟病、心肌梗塞之發病、死亡率上均有減少趨勢，但並不代表是治療法的進步。近來研究報告顯示，能降低血液中膽固醇值的藥物與食餌療法，才是心肌梗塞死亡率減少之主因。儘管如此，從整體上來看，毫無變化的死亡率報告確實也為研究者帶來不小打擊，理由是膽固醇的降低卻造成自殺、他殺等人數的增加。

這麼說來，第一群疾病中的癌症、心臟疾病，是否和我們居住地球的存在方法，或我們自己生活方式有著密切關連？這連想法逐漸漫延開來。比如說心臟病與壓力或是與充滿野心、尖牙利嘴、懷有敵意等所謂A型性格特徵者最有關連。

此外不善表現自己、容易絕望者，死於癌症的比率亦偏高，這是所謂C型性格又可稱爲癌症親和性性格。因此多數醫生、患者家屬均以鼓勵患者充滿求生意願作爲癌症的另一種治療性。

倫敦大學的艾森克等針對抽煙與壓力對肺癌死亡率之影響，將同年齡有壓力與無壓力的各一千二百五十六名男性作比較，這些人中既沒有患支氣管炎亦不具癌症遺傳性因子。結果不抽煙者中無一人死於癌症，平均一天抽十到二十支的人，肺癌死亡率不到一％，而有壓力者的死亡率又較無壓力者要高。該傾向是隨抽煙支數增加而顯著，一天抽三十六到四十支的肺癌死亡率，無壓力者有四・五％，有壓力者是十・五％（H. J. Eiseng,「Smoking, Personality and Stress」史布林卡・菲阿拉克公司・一九九一年）。

該調查結果顯示，肺癌死亡人數隨抽煙支數增加雖是事實，但諸如壓力對精神之影響，亦是不容忽視的獨立因子。有關遺傳因素之研究，親子（一等親）罹患肺癌人數越多，本人患病死亡率也加大，這時壓力因素就形成關鍵，同樣具有遺傳性因素時，有壓力者的肺癌死亡率是無壓力者的二倍。

精神異常造成的疾病

第二群疾病是精神病或其情緒障礙。我們在判斷情緒障礙時並非依生理上之症狀，而是藉觀察其行爲得知。即使可經由CT掃描器得知腦波反應，但無法區別現實與幻覺的人，就應歸類到精神性的疾病，這點與第一群是有所差異。

近年來盛行發掘精神病者生理（腦內）上之變化，尤其諸如精神分裂症多巴胺異常說、躁鬱症血清素異常說等，所製造的受容體化學傳達物質，亦即將其受容體變化出各種藥物。

但這種種進步還是很難與疾病之進步直接相結合，相反地患有情緒障礙人數在二十世紀後半有逐漸增加趨勢。依據一九八六年美國國立精神衛生研究所報告顯示，藥物療法對重度的鬱病並無太大效果，更值得注意的是，以藥物及精神療法治療輕度鬱病時，其效果卻不比白藥效果來得好。

換言之，第二群疾病與第一群相異之處，在於其爲醫學、藥學上帶來的進步，並不如抗生素般那麼深具療效。即使目前多數醫生仍採用藥物治療法，但卻不認爲有立竿見影之效，因爲副作用的情形不少，而且多數情況下患者必須終生服用成爲藥物依存者。

一九八六年三月十八日的『紐約時報』，編輯了一篇名爲「精神分裂症增加」的特別報導，其中敘述有關疾病治療的原因，除家人必須參與外，其在社會、經濟上的地位亦扮演十分重要角色。報導亦提及腦科學的進步「腦部代謝異常，的確是引起精神分裂原因之一，但卻只占分裂患者的十～十五％，重點是這些異常究竟與幻覺有何關係，對患者支離破碎的行爲又該如何解釋，在在都是至今解不開的疑團」。

翌日的『紐約時報』中哥德曼先生也强調，過正常生活對精神分裂症之治療極爲重要。依據其對精神分裂住院患者三十年的追蹤調查顯示，其中三分之二在放棄治療後均能過一般正常生活，而且半數以上均不再患。此外，對巴蒙特州立醫院出院的一百十八名患者二十～二十五年追蹤調查，亦顯示三分之二的人或症狀有改善或完全康復。

由此可知，第二群疾病不論在導因、症狀、治療過程上均有別於第一群。古老對所謂疾病的概念已不合時宜了。

依存症是疾病嗎？

如果將依存症視為疾病，就可列入第三群疾病範疇。下列是以疾病分類依存症的標準：

(1)無法控制自我行為的疾病。
(2)經由專家指點，患者才能理解自己已患病。
(3)無法從環境、育兒教育方面追求其原因。
(4)體質性患者需終身與疾病相伴。
(5)有以下二種治療法。一種是給予有患病煩惱者應有的支持。第二是醫生或受過特殊訓練者應提供患者適當的諮詢、用藥或入院的協助。

難道這一群狀態足以稱為疾病嗎？若真要將依存症以「疾病相」來分類的話，毒品依存症應名列第一，其次是酒精、尼古丁。由於前述所有症狀均不符合疾病之真正定義，更遑論毒品依存症了。

如此一來，依存症是否能以治療疾病的方式治療之又成為疑問，依據美國癌症學會對有關抽煙之報告顯示，近來戒煙的四萬人中有九十五％是靠自己力量達成的。不過精神科醫生卻透露多數戒煙成功者是在接受治療後才達成的事實。

抽煙習慣多半是尼古丁依存症引起的，於是出現採用抽煙以外的方法獲取尼古丁來戒煙的想法。以美國麥迪爾·道公司出售的尼古丁口香糖爲例，一九八九年約翰休斯博士曾在『美國醫學會雜誌』上對其效果提出報告。長期使用尼古丁口香糖者中有十％達成戒煙，但白藥效果也顯示有七％的成功率。然而這項結果卻不具任何統計上的意義。

麥迪爾·道公司也同時提出以下反駁。

「尼古丁口香糖確實有效，不能以停止使用一年後再度抽煙爲理由而否定是其效果。這好比停止服用抗鬱劑一年後，因再度復發就認定該藥無效的道理是一樣的。」

如此說來，尼古丁口香糖並不能真正達到戒煙效果，只能說是香煙的暫代品而已。

這也是第三群疾病迄今無法列入疾病範圍的原因。如果硬要將依存症視爲疾病，那麼賭博狂、發作性的虛言症、詐欺師等，也都非列入疾病範圍不可。

依存症與性格、環境、教育及其診斷、治療等多項因素息息相關，並非單一因素就能造成的，況且任何人只要處在不利的環境中，均有可能表現說謊、個性反覆、過食、厭食等異常現象、更可能在無形中變成藥物依存者。不過一旦恢復正常環境，或許就會脫離種種症狀。

也許有人會持相反看法，認爲即使恢復平穩生活，但還是有可能再度面臨相同狀況，所以不能說是完全治癒，只能稱作依然患病或擁有疾病狀態。

如果不利環境的說法獲得肯定，那麼極度貧困、或參與過越戰等充滿不安、恐懼感的人，照理也應列入無法診斷的疾病範圍。

將依存症視爲疾病的弊害之一，是比照治療疾病的方式對有精神壓力之患者施以治療。不過值得重視的是藉此提高收益的企業，諸如治療機構或專業的醫師及醫療有關人員會大幅增加的問題。有關依存症，最重要的是其本人應具備改善知識、環境、精神狀態等方面的概念，感覺生活的意義及責任所在。

以廣義的概念來解釋疾病時，是可將尼古丁、酒精依存症均列入其範疇，但付出的代價卻太大，不如將依存症視爲以下將提到的「心的問題」或許較爲恰當。

2. 依存症是心的問題

思考依存症

在此重新思考所謂的依存症。比較海洛因毒品、香煙、酒精、興奮劑等四種藥物時，那種最易引起依存症，多數日本人或許會依下列順序排列⑴毒品⑵興奮劑⑶香煙⑷酒精。

如何獲取有關毒品或藥物依存性方面的知識？多數是從電視、報章雜誌等政府所刊登的廣告，或自媒體對毒品中毒者悲慘下場的報導得知。

在此果敢提出以下疑問，毒品或藥物的依存性真如所述般强烈嗎？證據何在？人們又是在何種情況下染上的？是否有只對一種毒品或嗜好品產生依存性的性格？此外，若一旦對某種藥物產生依存性時，其體質、性格、智能是否會因之受到影響而呈現中毒或斷禁症狀等變化呢？

以下針對這些疑點，逐一加以檢討。不過爲避免誤解，首先表明我個人立場，我既不鼓吹毒品、香煙等嗜好品有益無害，也不認爲嗜好品依存性是不良社會、貧困或對中毒無知下的產物。

如同某些思想家、教育者，所謂人類不良行爲是源自於犯罪或環境等外在因素之影響。其本人並不想成爲影響下的犧牲者，我並不想爲脆弱性格辯護什麼，相反地，我認爲適當提供無害的嗜好品或解悶的手段，才能有效防止更有害的海洛因等依存性的發生。

總之，我想指出的是，缺乏對嗜好品或依存症本質上的認識，有可能引起更嚴重的社會問題，剝奪某種嗜好品並不是解決問題之道，這才是我個人想要表達的意見。

如上所述，人類的道德並不會剝奪了諸如毒品、藥物、香煙、酒精等不「健全」的娛樂，就完全能以「健康的文化生活」方式度過，凡所有威脅到家庭、社會、生活等無益健康的東西都必須加以排除的話，那麼剝奪香煙、酒精，又真能使人類社會更健全有文化嗎？在此，依存症的問題又再浮出檯面。

何謂依存症本質

人類經常陷入飲酒、抽煙、過食、性愛、購物、賭博等嗜好中，在追求刺激的同時卻不自覺的染上習慣。這種依存性心態（中毒），並不只限於嗜好品或藥物。有人瘋狂反覆購物、拼命投入賽馬、賽車等過度賭博行爲，結果往往破壞家計、使家庭崩潰、喪失社會地位。陷入這些賭博行爲者也應被冠上「中毒（依存症）」之名。

或許這些依存症者都想從所依存的對象獲得些什麼或達到某種目的，因爲除了這些方法，人們無法以個人情感處理所面臨的狀況，所以不惜中毒也不願放棄飲酒、抽煙。構成這類依存症本質，具下列三項要素：

(1)個人。

(2)環境、狀況。

(3)自依存症得到的經驗。

此外，社會製造出的文化、社會性因素也應併入考慮。（表1）

個人因素

依存症也遵從人類一般性行爲規範，中毒者即使知道本身有害，但在所得報酬更大的前提下，也就不自覺形成依存症。中毒者不認爲一般人採用的自工作或組織中達到成就感的方法具有價值，認爲只有沾上會導致依存症的物質才能獲得該感覺。

中毒者一般被認爲多屬下階級者，中層階級以上會變成依存症者多半是感情、家庭方面等因素所致。

並沒有特別容易形成依存症的性格或感情問題。沮喪時飲酒、興奮時飲酒也大有人在。不過一般說來，中毒者在變成依存症前，多半擁有比他人更多的無力感或虛脫感，而且他們深信該物質具有魔法般力量，能爲自己帶來最大益處。有趣的是，在正常狀態下，他們對藥物或酒精的效果亦持相同看法。基於這種想法，也就很容易爲自己還未成爲依存症提出最佳辯解。

不能滿足個人	狀況	依存時的經驗
本質慾望 肯是依存症的價值感 缺定幹勁或成就感 沒有束縛或壓抑 有無法對抗依存症之無力感	空虛、不富裕在社會上不富裕集團的戰場 反社會性的集團無社會的支持的集團 家族結構崩潰 在人生上：青春時代 暫時的隔離狀況 壓力 遭遇不幸	感覺强烈、希望引人注意 人造的、暫時的自信、自制感、安心感、親密感、成就感 排除痛苦、不安、喪失其他否定的感覺

表1　依存症要因

Santon Pele； Diseasing of America，1989修改

藥物、酒精雖然能爲感情出問題或容易訴諸這類方式的人帶來成就感，但這些人不一定全都會變成依存症，中毒者本身也了解在使用時非得犧牲如社會地位、健康、家人等多方面的人、事、物。反觀那些將地位、健康、家庭置於價值之上者，是絕不可能成爲依存症者。

至於陷入過食、瘋狂購物、賭博等行爲者，通常置家庭於不顧，花費所有積蓄在服飾、汽車上。性愛狂亦如此，這些人並非較他人有更强烈的作愛慾望，只是無法自制。從這方面來看，依存症之價值觀所在並非慾望强弱的問題，這點十分重要。

的確有比一般人更愛賭的人，但這些人

中也有很多能自我控制而不致陷入中毒。即使如此，中毒者多半是在意志薄弱時才陷入，所以也不能混爲一談，這些人無法在生活周遭尋求到更高價值的物質，所以才會陷入這種情況。

下列現象能爲以上事項做最好説明。

會依存一種事物的人，有可能變成其他事物的依存者。據統計，九十％以上的酒精中毒者也吸很多煙，瘋狂賭博者過度飲酒的情形也不少。據説酒精中毒的女性均有過度服用鎮靜劑的傾向。但是酒精與香煙、酒精與鎮靜劑在化學上的變化卻截然不同。如此想來，某人因與生俱來極度偏好酒精，所以才成爲酒精中毒的想法並不恰當，況且若以生物學觀點來看，也不足以解釋這些現象。

唯一可能的説法是其本人找不出其他能替代該物質價值的方法，依其個人意願處於該環境下才造成性格上之依存症。

時期與環境的因素

衆人皆知，人生在遭逢諸如離婚、工作不順、失業或對未來感到茫然等痛苦時期，最易傾向依賴藥物或酒精。年輕時期最能迅速解憂的方法不外乎飲酒。但一般而言，若能熬過這個階段，通常不會變成酒精中毒者。

至於環境方面的問題，美國對越戰有關的調查可說是最好的實例。在越南作戰的美軍經常會染上毒品，而且多數會變成依存症，不過根據對返國士兵的追蹤調查結果，顯示這些人均不再使用毒品，即使其中半數在返國後仍繼續使用海洛因，不過再度成爲依存症的情形卻微乎其微。

這項事實提供二種啓示：其一是在一般環境下，海洛因是不會引起依存症，除非是深陷如越戰般的特殊環境中；另一件重要的是，人之所以成爲依存症，其導因與其說是藥物本身，不如說是使用者性格上的問題。

社會、文化性的影響

有關依存症狀態之報告不勝枚舉。日本在戰前江户時代並不將酒精中毒視爲問題，儘管酒後亂性多少造成些社會問題，根據當時對平手造酒般酒鬼已無法把分內之事做好的有關記載，就是最好說明。

觀看戰後由黑澤明導演、三船敏郎主演的電影『酗酒天使』，就能了解當時人們並不將大量飲酒視爲人格異常或疾病的想法。美國的殖民地時代也沒有對所謂酒精中毒的用語，這麼說來，酒精依存症其實是現代社會下的產物，倒是所言不虛。

罹患依存症的人

根據羅賓斯對越戰返國士兵之藥物依存症調查顯示，使用大麻或興奮劑者要比海洛因更易變成習慣性。藥物本身其實並不具有成爲依存症之能力，關鍵在於人的問題。

研究年輕人使用藥物的情形，理查・科雷頓提出如下報告：

「高中生使用古柯鹼的原因多半原本就是大麻使用者，其次是長期缺課者、再者是抽煙者，而且多數吸大麻或香煙的人也使用古柯鹼。」

某位社會學家也認爲這些藥物使用者多半行爲異常、從不將對事物的成就感置於價值之上、不想上學、不參加團體活動等。使用古柯鹼的孩子通常也吸大麻或香煙。

此外有趣的是行爲上的問題。有些人會對任何事產生過度的作法，例如，吸煙者多有喝咖啡的習慣，據說藥物使用者在不使用藥物時造成交通事故的比率也偏高，酒醉駕車被逮捕的人，在不喝酒時也容易違反交通規則。此外，美國一項報告顯示，抽煙者因飲酒駕車的比率高，故引起交通事故或違反交通規則的比率也相對提高。

藥物使用者同時也傾向反社會行動或危險行爲，就代表著他們從不將自身或他人的健康、安全置於價值之上。

是某種疾病造成依存症嗎？

依存症患者與其他精神病患或正常人確實有所差異，但是形成依存症之因素卻毫無差別。針對依存症者性格研究的克列樸·馬堪杜耳有以下敘述：

「依存症患者具有反社會般衝動、强烈的自我主張、攻擊性及追求快樂的性格，這方面，酒精中毒或藥物濫用者與犯罪者如出一轍。這種性格在濫用前早已具備，並非藥物造成的結果，當然也有少部分人是爲治癒精神上痛苦或憂鬱狀態才攝取酒精。

這類人深信只有酒精才能將其自痛苦中拯救出來。觀察酒精中毒者的心理，多半是藉酒精去追求無法自其他方法獲得之經驗、減輕痛苦與不安。」

綜合以上見解，藥物或嗜好品本身並不會使人產生生理或性格之異常，而是原本具有該體質、性格傾向者才容易形成依存症。

如上所述，爲逃避痛苦而染上酒精、藥物形成依存症雖然是某種性格所致，不過並非所有處於該狀態的人，均會變成依存症。

這些人不會置自己或家人生活於不顧而染上酒精、藥物。會變成依存症者，多半在社會或經濟上不順利，在他們的想法中，就算變成酒精中毒也沒什麼損失。

抽煙的功與過

在此所談到的多半是以飲酒、藥物依存症爲主題，其實與抽煙也脫不了關係。因爲多數過度飲酒或藥物濫用者也是老煙槍。據說戒煙會增加體重，是由於尼古丁不僅能抑制腸胃蠕動，也能解除飲食上的壓力。

對有些人而言，只要能獲得預防心臟血管系疾病或降低肺癌患病率等諸多益處，戒煙也就不是什麼困難的事。如上所述，依存症並非藥物本身引起，環境因子、性格與心理的相互作用才是關鍵所在。

失去自抽煙中獲得心安的人將如何自處。公司董事長或社會成功人士通常在邁入六十大關後就開始「戒煙」，不過這些人外在的功成名就所帶來內在的成就感，早已彌補了因戒煙所損失的精神滿足感。

社會並非全由成功者所組成，人也沒有堅强到能忍受各式各樣的痛苦，若抽一口煙能解除暫時的痛苦、不安、帶來排憂解悶的作用，是否比人們指向更具破壞性的方法來得更有價值呢！

後記

近來抽煙已逐漸形成社會問題。在歐美，不僅公共場所，甚至像餐廳等一般大衆出入場所都嚴禁吸煙。

究竟該不該禁煙？

禁煙活動在美國已逐漸擴大，抽煙人口也在減少中。然而面臨如大麻等溫和藥物已成爲極普遍替代品的事實，才是不容坐視的問題。

人類爲需要去追求某種形式的刺激，其實並不過分，在本書中已反覆提及，腦內大麻受容體的存在正足以說明。在進化過程中因生活形態之改變，獲取刺激物的方法亦愈發困難的情形下，具有製造內因性刺激物能力的動物自然立於生存的優位、支配地域。

人們在長久歷史中不斷尋求新的嗜好品，從香料、食物、到現在的香煙，均爲滿足自我內在的快感及刺激受容體。

以日本來說，自葡萄牙商船傳入香煙後，使抽煙習慣、煙葉的栽培立即迅速擴展全國。豐臣秀吉曾對此頒布禁令。

江户幕府的慶長十二年（一六〇七）與十三年也曾頒布「這二、三年來雖然煙草具有治癒某些疾病的效果，但造成吸食時悶絶猝死的情形也不少，因此即刻起不分貴賤上下，均禁止接觸煙草」的禁令。

慶長十七年，只要發現煙草買賣，均没收雙方家産賞給檢舉者以禁止栽培。進入元和元年（一六一五）後，法律更加嚴厲：「凡製造煙草者，需自備入獄糧食，商人五十天，百姓三十天。」

儘管如此，禁煙仍然無法徹底實行。寛永十九年（一六四二）已准許開墾除水田旱田以外之山林、住宅地等栽培煙草。慶安四年（一六五一）允許在室内抽煙。享保十年（一七二五）爲援助諸侯之財政困難，甚至獎勵種植煙葉。

有關種種禁令不僅在日本，多數國家都曾發佈過。土耳其和俄國就曾對抽煙者處以死刑。儘管如此，抽煙習慣仍然延續下來或許有其存在的理由。

再次分析抽煙的功與過。過的方面會爲自己或他人帶來健康上的問題。抽煙確實是造成心臟疾病、肺癌之危險因子，若想減少患病之危險應當戒煙。此外讓他人受到吸二手煙損害健康的影響，亦不容忽視。

當然吸煙對某些人來說，也是一種需要，例如，消除壓力或如弗洛依德所言能提高對知識的關注而繼續吸煙，這難道是第三者能夠干涉的權利嗎？

難道希望有讓人上癮、造成悲慘結局甚至破壞家庭、社會毒品般的物質來取代香煙嗎？

爲解決這方面的問題，就有必要對香煙的功與過有正確的認識、對人爲何會吸煙的歷史性、現代性的意義、香煙對抽煙者身心會造成何種影響等，應進行更詳細之研究及冷靜的討論。

本書並非爲肯定抽煙而撰寫的，筆者本身既不吸煙、家人也無吸煙者。然而綜觀目前針對吸煙與禁煙之爭議，確實有欠公平，對資料之解釋有時太過偏頗，有關這些在第四章的「香煙與肺癌之關係」中已敘述過。

撰寫這本書時獲得不少抽煙科學研究財團之協助，尤以事務局長清水義治先生提供許多寶貴資料，在此由衷致上感謝。

這本書若能爲香煙對社會帶來的影響提供重新思考的契機，筆者亦與有榮焉。

大展出版社有限公司	圖書目錄
地址：台北市北投區11204 致遠一路二段12巷1號 郵撥： 0166955～1	電話：(02) 8236031 8236033 傳眞：(02) 8272069

• 法律專欄連載 • 電腦編號 58

台大法學院 法律學系／策劃
法律服務社／編著

①別讓您的權利睡著了[1]	200元
②別讓您的權利睡著了[2]	200元

• 秘傳占卜系列 • 電腦編號 14

①手相術	淺野八郎著	150元
②人相術	淺野八郎著	150元
③西洋占星術	淺野八郎著	150元
④中國神奇占卜	淺野八郎著	150元
⑤夢判斷	淺野八郎著	150元
⑥前世、來世占卜	淺野八郎著	150元
⑦法國式血型學	淺野八郎著	150元
⑧靈感、符咒學	淺野八郎著	150元
⑨紙牌占卜學	淺野八郎著	150元
⑩ＥＳＰ超能力占卜	淺野八郎著	150元
⑪猶太數的秘術	淺野八郎著	150元
⑫新心理測驗	淺野八郎著	160元

• 趣味心理講座 • 電腦編號 15

書名	副題	作者	定價
①性格測驗１	探索男與女	淺野八郎著	140元
②性格測驗２	透視人心奧秘	淺野八郎著	140元
③性格測驗３	發現陌生的自己	淺野八郎著	140元
④性格測驗４	發現你的真面目	淺野八郎著	140元
⑤性格測驗５	讓你們吃驚	淺野八郎著	140元
⑥性格測驗６	洞穿心理盲點	淺野八郎著	140元
⑦性格測驗７	探索對方心理	淺野八郎著	140元
⑧性格測驗８	由吃認識自己	淺野八郎著	140元
⑨性格測驗９	戀愛知多少	淺野八郎著	140元

⑩性格測驗10　由裝扮瞭解人心	淺野八郎著	140元
⑪性格測驗11　敲開內心玄機	淺野八郎著	140元
⑫性格測驗12　透視你的未來	淺野八郎著	140元
⑬血型與你的一生	淺野八郎著	160元
⑭趣味推理遊戲	淺野八郎著	160元
⑮行爲語言解析	淺野八郎著	160元

・婦 幼 天 地・電腦編號 16

①八萬人減肥成果	黃靜香譯	180元
②三分鐘減肥體操	楊鴻儒譯	150元
③窈窕淑女美髮秘訣	柯素娥譯	130元
④使妳更迷人	成　玉譯	130元
⑤女性的更年期	官舒妍編譯	160元
⑥胎內育兒法	李玉瓊編譯	150元
⑦早產兒袋鼠式護理	唐岱蘭譯	200元
⑧初次懷孕與生產	婦幼天地編譯組	180元
⑨初次育兒12個月	婦幼天地編譯組	180元
⑩斷乳食與幼兒食	婦幼天地編譯組	180元
⑪培養幼兒能力與性向	婦幼天地編譯組	180元
⑫培養幼兒創造力的玩具與遊戲	婦幼天地編譯組	180元
⑬幼兒的症狀與疾病	婦幼天地編譯組	180元
⑭腿部苗條健美法	婦幼天地編譯組	150元
⑮女性腰痛別忽視	婦幼天地編譯組	150元
⑯舒展身心體操術	李玉瓊編譯	130元
⑰三分鐘臉部體操	趙薇妮著	160元
⑱生動的笑容表情術	趙薇妮著	160元
⑲心曠神怡減肥法	川津祐介著	130元
⑳內衣使妳更美麗	陳玄茹譯	130元
㉑瑜伽美姿美容	黃靜香編著	150元
㉒高雅女性裝扮學	陳珮玲譯	180元
㉓蠶糞肌膚美顏法	坂梨秀子著	160元
㉔認識妳的身體	李玉瓊譯	160元
㉕產後恢復苗條體態	居理安・芙萊喬著	200元
㉖正確護髮美容法	山崎伊久江著	180元
㉗安琪拉美姿養生學	安琪拉蘭斯博瑞著	180元
㉘女體性醫學剖析	增田豐著	220元
㉙懷孕與生產剖析	岡部綾子著	180元
㉚斷奶後的健康育兒	東城百合子著	220元
㉛引出孩子幹勁的責罵藝術	多湖輝著	170元
㉜培養孩子獨立的藝術	多湖輝著	170元

㉝子宮肌瘤與卵巢囊腫	陳秀琳編著	180元
㉞下半身減肥法	納他夏・史達賓著	180元
㉟女性自然美容法	吳雅菁編著	180元

・青 春 天 地・電腦編號17

①A血型與星座	柯素娥編譯	120元
②B血型與星座	柯素娥編譯	120元
③O血型與星座	柯素娥編譯	120元
④AB血型與星座	柯素娥編譯	120元
⑤青春期性教室	呂貴嵐編譯	130元
⑥事半功倍讀書法	王毅希編譯	150元
⑦難解數學破題	宋釗宜編譯	130元
⑧速算解題技巧	宋釗宜編譯	130元
⑨小論文寫作秘訣	林顯茂編譯	120元
⑪中學生野外遊戲	熊谷康編著	120元
⑫恐怖極短篇	柯素娥編譯	130元
⑬恐怖夜話	小毛驢編譯	130元
⑭恐怖幽默短篇	小毛驢編譯	120元
⑮黑色幽默短篇	小毛驢編譯	120元
⑯靈異怪談	小毛驢編譯	130元
⑰錯覺遊戲	小毛驢編譯	130元
⑱整人遊戲	小毛驢編著	150元
⑲有趣的超常識	柯素娥編譯	130元
⑳哦！原來如此	林慶旺編譯	130元
㉑趣味競賽100種	劉名揚編譯	120元
㉒數學謎題入門	宋釗宜編譯	150元
㉓數學謎題解析	宋釗宜編譯	150元
㉔透視男女心理	林慶旺編譯	120元
㉕少女情懷的自白	李桂蘭編譯	120元
㉖由兄弟姊妹看命運	李玉瓊編譯	130元
㉗趣味的科學魔術	林慶旺編譯	150元
㉘趣味的心理實驗室	李燕玲編譯	150元
㉙愛與性心理測驗	小毛驢編譯	130元
㉚刑案推理解謎	小毛驢編譯	130元
㉛偵探常識推理	小毛驢編譯	130元
㉜偵探常識解謎	小毛驢編譯	130元
㉝偵探推理遊戲	小毛驢編譯	130元
㉞趣味的超魔術	廖玉山編著	150元
㉟趣味的珍奇發明	柯素娥編著	150元
㊱登山用具與技巧	陳瑞菊編著	150元

・健康天地・電腦編號18

①壓力的預防與治療	柯素娥編譯	130元
②超科學氣的魔力	柯素娥編譯	130元
③尿療法治病的神奇	中尾良一著	130元
④鐵證如山的尿療法奇蹟	廖玉山譯	120元
⑤一日斷食健康法	葉慈容編譯	150元
⑥胃部強健法	陳炳崑譯	120元
⑦癌症早期檢查法	廖松濤譯	160元
⑧老人痴呆症防止法	柯素娥編譯	130元
⑨松葉汁健康飲料	陳麗芬編譯	130元
⑩揉肚臍健康法	永井秋夫著	150元
⑪過勞死、猝死的預防	卓秀貞編譯	130元
⑫高血壓治療與飲食	藤山順豐著	150元
⑬老人看護指南	柯素娥編譯	150元
⑭美容外科淺談	楊啟宏著	150元
⑮美容外科新境界	楊啟宏著	150元
⑯鹽是天然的醫生	西英司郎著	140元
⑰年輕十歲不是夢	梁瑞麟譯	200元
⑱茶料理治百病	桑野和民著	180元
⑲綠茶治病寶典	桑野和民著	150元
⑳杜仲茶養顏減肥法	西田博著	150元
㉑蜂膠驚人療效	瀨長良三郎著	150元
㉒蜂膠治百病	瀨長良三郎著	180元
㉓醫藥與生活	鄭炳全著	180元
㉔鈣長生寶典	落合敏著	180元
㉕大蒜長生寶典	木下繁太郎著	160元
㉖居家自我健康檢查	石川恭三著	160元
㉗永恒的健康人生	李秀鈴譯	200元
㉘大豆卵磷脂長生寶典	劉雪卿譯	150元
㉙芳香療法	梁艾琳譯	160元
㉚醋長生寶典	柯素娥譯	180元
㉛從星座透視健康	席拉・吉蒂斯著	180元
㉜愉悅自在保健學	野本二士夫著	160元
㉝裸睡健康法	丸山淳士等著	160元
㉞糖尿病預防與治療	藤田順豐著	180元
㉟維他命長生寶典	菅原明子著	180元
㊱維他命C新效果	鐘文訓編	150元
㊲手、腳病理按摩	堤芳郎著	160元
㊳AIDS瞭解與預防	彼得塔歇爾著	180元

㊴甲殼質殼聚糖健康法　沈永嘉譯　160元
㊵神經痛預防與治療　木下眞男著　160元
㊶室內身體鍛鍊法　陳炳崑編著　160元
㊷吃出健康藥膳　劉大器編著　180元
㊸自我指壓術　蘇燕謀編著　160元
㊹紅蘿蔔汁斷食療法　李玉瓊編著　150元
㊺洗心術健康秘法　竺翠萍編譯　170元
㊻枇杷葉健康療法　柯素娥編譯　180元
㊼抗衰血癒　楊啟宏著　180元
㊽與癌搏鬥記　逸見政孝著　180元
㊾冬蟲夏草長生寶典　高橋義博著　170元
㊿痔瘡・大腸疾病先端療法　宮島伸宜著　180元
51膠布治癒頑固慢性病　加瀨建造著　180元
52芝麻神奇健康法　小林貞作著　170元
53香煙能防止癡呆？　高田明和著　180元
54穀菜食治癌療法　佐藤成志著　180元

・實用女性學講座・電腦編號19

①解讀女性內心世界　島田一男著　150元
②塑造成熟的女性　島田一男著　150元
③女性整體裝扮學　黃靜香編著　180元
④女性應對禮儀　黃靜香編著　180元

・校園系列・電腦編號20

①讀書集中術　多湖輝著　150元
②應考的訣竅　多湖輝著　150元
③輕鬆讀書贏得聯考　多湖輝著　150元
④讀書記憶秘訣　多湖輝著　150元
⑤視力恢復！超速讀術　江錦雲譯　180元
⑥讀書36計　黃柏松編著　180元
⑦驚人的速讀術　鐘文訓編著　170元

・實用心理學講座・電腦編號21

①拆穿欺騙伎倆　多湖輝著　140元
②創造好構想　多湖輝著　140元
③面對面心理術　多湖輝著　160元
④僞裝心理術　多湖輝著　140元
⑤透視人性弱點　多湖輝著　140元

⑥自我表現術　多湖輝著　150元
⑦不可思議的人性心理　多湖輝著　150元
⑧催眠術入門　多湖輝著　150元
⑨責罵部屬的藝術　多湖輝著　150元
⑩精神力　多湖輝著　150元
⑪厚黑說服術　多湖輝著　150元
⑫集中力　多湖輝著　150元
⑬構想力　多湖輝著　150元
⑭深層心理術　多湖輝著　160元
⑮深層語言術　多湖輝著　160元
⑯深層說服術　多湖輝著　180元
⑰掌握潛在心理　多湖輝著　160元
⑱洞悉心理陷阱　多湖輝著　180元
⑲解讀金錢心理　多湖輝著　180元
⑳拆穿語言圈套　多湖輝著　180元
㉑語言的心理戰　多湖輝著　180元

•超現實心理講座• 電腦編號 22

①超意識覺醒法　詹蔚芬編譯　130元
②護摩秘法與人生　劉名揚編譯　130元
③秘法！超級仙術入門　陸　明譯　150元
④給地球人的訊息　柯素娥編著　150元
⑤密教的神通力　劉名揚編著　130元
⑥神秘奇妙的世界　平川陽一著　180元
⑦地球文明的超革命　吳秋嬌譯　200元
⑧力量石的秘密　吳秋嬌譯　180元
⑨超能力的靈異世界　馬小莉譯　200元
⑩逃離地球毀滅的命運　吳秋嬌譯　200元
⑪宇宙與地球終結之謎　南山宏著　200元
⑫驚世奇功揭秘　傅起鳳著　200元
⑬啟發身心潛力心象訓練法　栗田昌裕著　180元
⑭仙道術遁甲法　高藤聰一郎著　220元
⑮神通力的秘密　中岡俊哉著　180元

•養 生 保 健• 電腦編號 23

①醫療養生氣功　黃孝寬著　250元
②中國氣功圖譜　余功保著　230元
③少林醫療氣功精粹　井玉蘭著　250元
④龍形實用氣功　吳大才等著　220元

⑤魚戲增視強身氣功	宮　嬰著	220元
⑥嚴新氣功	前新培金著	250元
⑦道家玄牝氣功	張　章著	200元
⑧仙家秘傳袪病功	李遠國著	160元
⑨少林十大健身功	秦慶豐著	180元
⑩中國自控氣功	張明武著	250元
⑪醫療防癌氣功	黃孝寬著	250元
⑫醫療強身氣功	黃孝寬著	250元
⑬醫療點穴氣功	黃孝寬著	250元
⑭中國八卦如意功	趙維漢著	180元
⑮正宗馬禮堂養氣功	馬禮堂著	420元
⑯秘傳道家筋經內丹功	王慶餘著	280元
⑰三元開慧功	辛桂林著	250元
⑱防癌治癌新氣功	郭　林著	180元
⑲禪定與佛家氣功修煉	劉天君著	200元
⑳顚倒之術	梅自強著	元
㉑簡明氣功辭典	吳家駿編	元

・社會人智囊・電腦編號 24

①糾紛談判術	清水增三著	160元
②創造關鍵術	淺野八郎著	150元
③觀人術	淺野八郎著	180元
④應急詭辯術	廖英迪編著	160元
⑤天才家學習術	木原武一著	160元
⑥猫型狗式鑑人術	淺野八郎著	180元
⑦逆轉運掌握術	淺野八郎著	180元
⑧人際圓融術	澀谷昌三著	160元
⑨解讀人心術	淺野八郎著	180元
⑩與上司水乳交融術	秋元隆司著	180元
⑪男女心態定律	小田晉著	180元
⑫幽默說話術	林振輝編著	200元
⑬人能信賴幾分	淺野八郎著	180元
⑭我一定能成功	李玉瓊譯	元
⑮獻給青年的嘉言	陳蒼杰譯	元
⑯知人、知面、知其心	林振輝編著	元

・精 選 系 列・電腦編號 25

①毛澤東與鄧小平	渡邊利夫等著	280元
②中國大崩裂	江戶介雄著	180元

③台灣・亞洲奇蹟	上村幸治著	220元
④7-ELEVEN高盈收策略	國友隆一著	180元
⑤台灣獨立	森　詠著	200元
⑥迷失中國的末路	江戶雄介著	220元
⑦2000年5月全世界毀滅	紫藤甲子男著	180元

・運 動 遊 戲・電腦編號 26

①雙人運動	李玉瓊譯	160元
②愉快的跳繩運動	廖玉山譯	180元
③運動會項目精選	王佑京譯	150元
④肋木運動	廖玉山譯	150元
⑤測力運動	王佑宗譯	150元

・銀髮族智慧學・電腦編號 28

①銀髮六十樂逍遙	多湖輝著	170元
②人生六十反年輕	多湖輝著	170元
③六十歲的決斷	多湖輝著	170元

・心 靈 雅 集・電腦編號 00

①禪言佛語看人生	松濤弘道著	180元
②禪密教的奧秘	葉逯謙譯	120元
③觀音大法力	田口日勝著	120元
④觀音法力的大功德	田口日勝著	120元
⑤達摩禪106智慧	劉華亭編譯	150元
⑥有趣的佛教研究	葉逯謙編譯	120元
⑦夢的開運法	蕭京凌譯	130元
⑧禪學智慧	柯素娥編譯	130元
⑨女性佛教入門	許俐萍譯	110元
⑩佛像小百科	心靈雅集編譯組	130元
⑪佛教小百科趣談	心靈雅集編譯組	120元
⑫佛教小百科漫談	心靈雅集編譯組	150元
⑬佛教知識小百科	心靈雅集編譯組	150元
⑭佛學名言智慧	松濤弘道著	220元
⑮釋迦名言智慧	松濤弘道著	220元
⑯活人禪	平田精耕著	120元
⑰坐禪入門	柯素娥編譯	150元
⑱現代禪悟	柯素娥編譯	130元
⑲道元禪師語錄	心靈雅集編譯組	130元

⑳佛學經典指南	心靈雅集編譯組	130元
㉑何謂「生」　阿含經	心靈雅集編譯組	150元
㉒一切皆空　般若心經	心靈雅集編譯組	150元
㉓超越迷惘　法句經	心靈雅集編譯組	130元
㉔開拓宇宙觀　華嚴經	心靈雅集編譯組	130元
㉕真實之道　法華經	心靈雅集編譯組	130元
㉖自由自在　涅槃經	心靈雅集編譯組	130元
㉗沈默的教示　維摩經	心靈雅集編譯組	150元
㉘開通心眼　佛語佛戒	心靈雅集編譯組	130元
㉙揭秘寶庫　密教經典	心靈雅集編譯組	130元
㉚坐禪與養生	廖松濤譯	110元
㉛釋尊十戒	柯素娥編譯	120元
㉜佛法與神通	劉欣如編著	120元
㉝悟（正法眼藏的世界）	柯素娥編譯	120元
㉞只管打坐	劉欣如編著	120元
㉟喬答摩・佛陀傳	劉欣如編著	120元
㊱唐玄奘留學記	劉欣如編著	120元
㊲佛教的人生觀	劉欣如編譯	110元
㊳無門關（上卷）	心靈雅集編譯組	150元
㊴無門關（下卷）	心靈雅集編譯組	150元
㊵業的思想	劉欣如編著	130元
㊶佛法難學嗎	劉欣如著	140元
㊷佛法實用嗎	劉欣如著	140元
㊸佛法殊勝嗎	劉欣如著	140元
㊹因果報應法則	李常傳編	140元
㊺佛教醫學的奧秘	劉欣如編著	150元
㊻紅塵絕唱	海　若著	130元
㊼佛教生活風情	洪丕謨、姜玉珍著	220元
㊽行住坐臥有佛法	劉欣如著	160元
㊾起心動念是佛法	劉欣如著	160元
㊿四字禪語	曹洞宗青年會	200元
51妙法蓮華經	劉欣如編著	160元
52根本佛教與大乘佛教	葉作森編	180元

・經　營　管　理・電腦編號 01

◎創新經營管理六十六大計（精）	蔡弘文編	780元
①如何獲取生意情報	蘇燕謀譯	110元
②經濟常識問答	蘇燕謀譯	130元
④台灣商戰風雲錄	陳中雄著	120元
⑤推銷大王秘錄	原一平著	180元

⑥新創意・賺大錢	王家成譯	90元
⑦工廠管理新手法	琪　輝著	120元
⑨經營參謀	柯順隆譯	120元
⑩美國實業24小時	柯順隆譯	80元
⑪撼動人心的推銷法	原一平著	150元
⑫高竿經營法	蔡弘文編	120元
⑬如何掌握顧客	柯順隆譯	150元
⑭一等一賺錢策略	蔡弘文編	120元
⑯成功經營妙方	鐘文訓著	120元
⑰一流的管理	蔡弘文編	150元
⑱外國人看中韓經濟	劉華亭譯	150元
⑳突破商場人際學	林振輝編著	90元
㉑無中生有術	琪輝編著	140元
㉒如何使女人打開錢包	林振輝編著	100元
㉓操縱上司術	邑井操著	90元
㉔小公司經營策略	王嘉誠著	160元
㉕成功的會議技巧	鐘文訓編譯	100元
㉖新時代老闆學	黃柏松編著	100元
㉗如何創造商場智囊團	林振輝編譯	150元
㉘十分鐘推銷術	林振輝編譯	180元
㉙五分鐘育才	黃柏松編譯	100元
㉚成功商場戰術	陸明編譯	100元
㉛商場談話技巧	劉華亭編譯	120元
㉜企業帝王學	鐘文訓譯	90元
㉝自我經濟學	廖松濤編譯	100元
㉞一流的經營	陶田生編著	120元
㉟女性職員管理術	王昭國編譯	120元
㊱ＩＢＭ的人事管理	鐘文訓編譯	150元
㊲現代電腦常識	王昭國編譯	150元
㊳電腦管理的危機	鐘文訓編譯	120元
㊴如何發揮廣告效果	王昭國編譯	150元
㊵最新管理技巧	王昭國編譯	150元
㊶一流推銷術	廖松濤編譯	150元
㊷包裝與促銷技巧	王昭國編譯	130元
㊸企業王國指揮塔	松下幸之助著	120元
㊹企業精銳兵團	松下幸之助著	120元
㊺企業人事管理	松下幸之助著	100元
㊻華僑經商致富術	廖松濤編譯	130元
㊼豐田式銷售技巧	廖松濤編譯	180元
㊽如何掌握銷售技巧	王昭國編著	130元
㊿洞燭機先的經營	鐘文訓編譯	150元

(52)新世紀的服務業	鐘文訓編譯	100元
(53)成功的領導者	廖松濤編譯	120元
(54)女推銷員成功術	李玉瓊編譯	130元
(55)ＩＢＭ人才培育術	鐘文訓編譯	100元
(56)企業人自我突破法	黃琪輝編著	150元
(58)財富開發術	蔡弘文編著	130元
(59)成功的店舖設計	鐘文訓編著	150元
(61)企管回春法	蔡弘文編著	130元
(62)小企業經營指南	鐘文訓編譯	100元
(63)商場致勝名言	鐘文訓編譯	150元
(64)迎接商業新時代	廖松濤編譯	100元
(66)新手股票投資入門	何朝乾 編	180元
(67)上揚股與下跌股	何朝乾編譯	180元
(68)股票速成學	何朝乾編譯	200元
(69)理財與股票投資策略	黃俊豪編著	180元
(70)黃金投資策略	黃俊豪編著	180元
(71)厚黑管理學	廖松濤編譯	180元
(72)股市致勝格言	呂梅莎編譯	180元
(73)透視西武集團	林谷燁編譯	150元
(76)巡迴行銷術	陳蒼杰譯	150元
(77)推銷的魔術	王嘉誠譯	120元
(78)60秒指導部屬	周蓮芬編譯	150元
(79)精銳女推銷員特訓	李玉瓊編譯	130元
(80)企劃、提案、報告圖表的技巧	鄭 汶 譯	180元
(81)海外不動產投資	許達守編譯	150元
(82)八百件的世界策略	李玉瓊譯	150元
(83)服務業品質管理	吳宜芬譯	180元
(84)零庫存銷售	黃東謙編譯	150元
(85)三分鐘推銷管理	劉名揚編譯	150元
(86)推銷大王奮鬥史	原一平著	150元
(87)豐田汽車的生產管理	林谷燁編譯	150元

•成功寶庫• 電腦編號02

①上班族交際術	江森滋著	100元
②拍馬屁訣竅	廖玉山編譯	110元
④聽話的藝術	歐陽輝編譯	110元
⑨求職轉業成功術	陳 義編著	110元
⑩上班族禮儀	廖玉山編著	120元
⑪接近心理學	李玉瓊編著	100元
⑫創造自信的新人生	廖松濤編著	120元

⑭上班族如何出人頭地	廖松濤編著	100元
⑮神奇瞬間瞑想法	廖松濤編譯	100元
⑯人生成功之鑰	楊意苓編著	150元
⑲給企業人的諍言	鐘文訓編著	120元
⑳企業家自律訓練法	陳　義編譯	100元
㉑上班族妖怪學	廖松濤編著	100元
㉒猶太人縱橫世界的奇蹟	孟佑政編著	110元
㉓訪問推銷術	黃静香編著	130元
㉕你是上班族中強者	嚴思圖編著	100元
㉖向失敗挑戰	黃静香編著	100元
㉙機智應對術	李玉瓊編著	130元
㉚成功頓悟100則	蕭京凌編譯	130元
㉛掌握好運100則	蕭京凌編譯	110元
㉜知性幽默	李玉瓊編譯	130元
㉝熟記對方絕招	黃静香編譯	100元
㉞男性成功秘訣	陳蒼杰編譯	130元
㊱業務員成功秘方	李玉瓊編著	120元
㊲察言觀色的技巧	劉華亭編著	130元
㊳一流領導力	施義彥編譯	120元
㊴一流說服力	李玉瓊編著	130元
㊵30秒鐘推銷術	廖松濤編譯	150元
㊶猶太成功商法	周蓮芬編譯	120元
㊷尖端時代行銷策略	陳蒼杰編著	100元
㊸顧客管理學	廖松濤編著	100元
㊹如何使對方說Yes	程　羲編著	150元
㊺如何提高工作效率	劉華亭編著	150元
㊼上班族口才學	楊鴻儒譯	120元
㊽上班族新鮮人須知	程　羲編著	120元
㊾如何左右逢源	程　羲編著	130元
㊿語言的心理戰	多湖輝著	130元
51扣人心弦演說術	劉名揚編著	120元
53如何增進記憶力、集中力	廖松濤譯	130元
55性惡企業管理學	陳蒼杰譯	130元
56自我啟發200招	楊鴻儒編著	150元
57做個傑出女職員	劉名揚編著	130元
58靈活的集團營運術	楊鴻儒編著	120元
60個案研究活用法	楊鴻儒編著	130元
61企業教育訓練遊戲	楊鴻儒編著	120元
62管理者的智慧	程　義編譯	130元
63做個佼佼管理者	馬筱莉編譯	130元
64智慧型說話技巧	沈永嘉編譯	130元

66活用佛學於經營	松濤弘道著	150元
67活用禪學於企業	柯素娥編譯	130元
68詭辯的智慧	沈永嘉編譯	150元
69幽默詭辯術	廖玉山編譯	150元
70拿破崙智慧箴言	柯素娥編譯	130元
71自我培育・超越	蕭京凌編譯	150元
74時間即一切	沈永嘉編譯	130元
75自我脫胎換骨	柯素娥譯	150元
76贏在起跑點—人才培育鐵則	楊鴻儒編譯	150元
77做一枚活棋	李玉瓊編譯	130元
78面試成功戰略	柯素娥編譯	130元
79自我介紹與社交禮儀	柯素娥編譯	150元
80說NO的技巧	廖玉山編譯	130元
81瞬間攻破心防法	廖玉山編譯	120元
82改變一生的名言	李玉瓊編譯	130元
83性格性向創前程	楊鴻儒編譯	130元
84訪問行銷新竅門	廖玉山編譯	150元
85無所不達的推銷話術	李玉瓊編譯	150元

・處 世 智 慧・電腦編號 03

①如何改變你自己	陸明編譯	120元
④幽默說話術	林振輝編譯	120元
⑤讀書36計	黃柏松編譯	120元
⑥靈感成功術	譚繼山編譯	80元
⑧扭轉一生的五分鐘	黃柏松編譯	100元
⑨知人、知面、知其心	林振輝譯	110元
⑩現代人的詭計	林振輝譯	100元
⑫如何利用你的時間	蘇遠謀譯	80元
⑬口才必勝術	黃柏松編譯	120元
⑭女性的智慧	譚繼山編譯	90元
⑮如何突破孤獨	張文志編譯	80元
⑯人生的體驗	陸明編譯	80元
⑰微笑社交術	張芳明譯	90元
⑱幽默吹牛術	金子登著	90元
⑲攻心說服術	多湖輝著	100元
⑳當機立斷	陸明編譯	70元
21勝利者的戰略	宋恩臨編譯	80元
22如何交朋友	安紀芳編著	70元
23鬥智奇謀（諸葛孔明兵法）	陳炳崑著	70元
24慧心良言	亦　奇著	80元

國家圖書館出版品預行編目資料

香煙能防止癡呆/高田明和著；楊鴻儒譯
——初版，——臺北市，大展，民85
面；　公分，——（健康天地；53）
譯自：タバコはボケを防止するか
ISBN 957-557-638-4（平裝）

1. 煙癮與戒煙　2. 健康法

411.84　*85009331*

原書名：タバコはボケを防止するか
原著作者：高田明和©1994 by KADOKAWA
原出版社：角川書店
版權仲介：宏儒企業有限公司
コニ·エージエンシ

香煙能防止癡呆　ISBN 957-557-687-4

原著者/高田明和
編譯者/楊鴻儒
發行人/蔡森明
出版者/大展出版社有限公司
社址/台北市北投區（石牌）致遠一路2段12巷1號
電話/（02）8236031·8236033
傳真/（02）8272069
郵政劃撥/0166955-1
登記證/局版臺業字第2171號

承印者/國順圖書印刷公司
裝訂/嶸興裝訂有限公司
排版者/弘益電腦排版有限公司
電話/（02）5611592
初版/1996年（民85年）10月
定價/180元

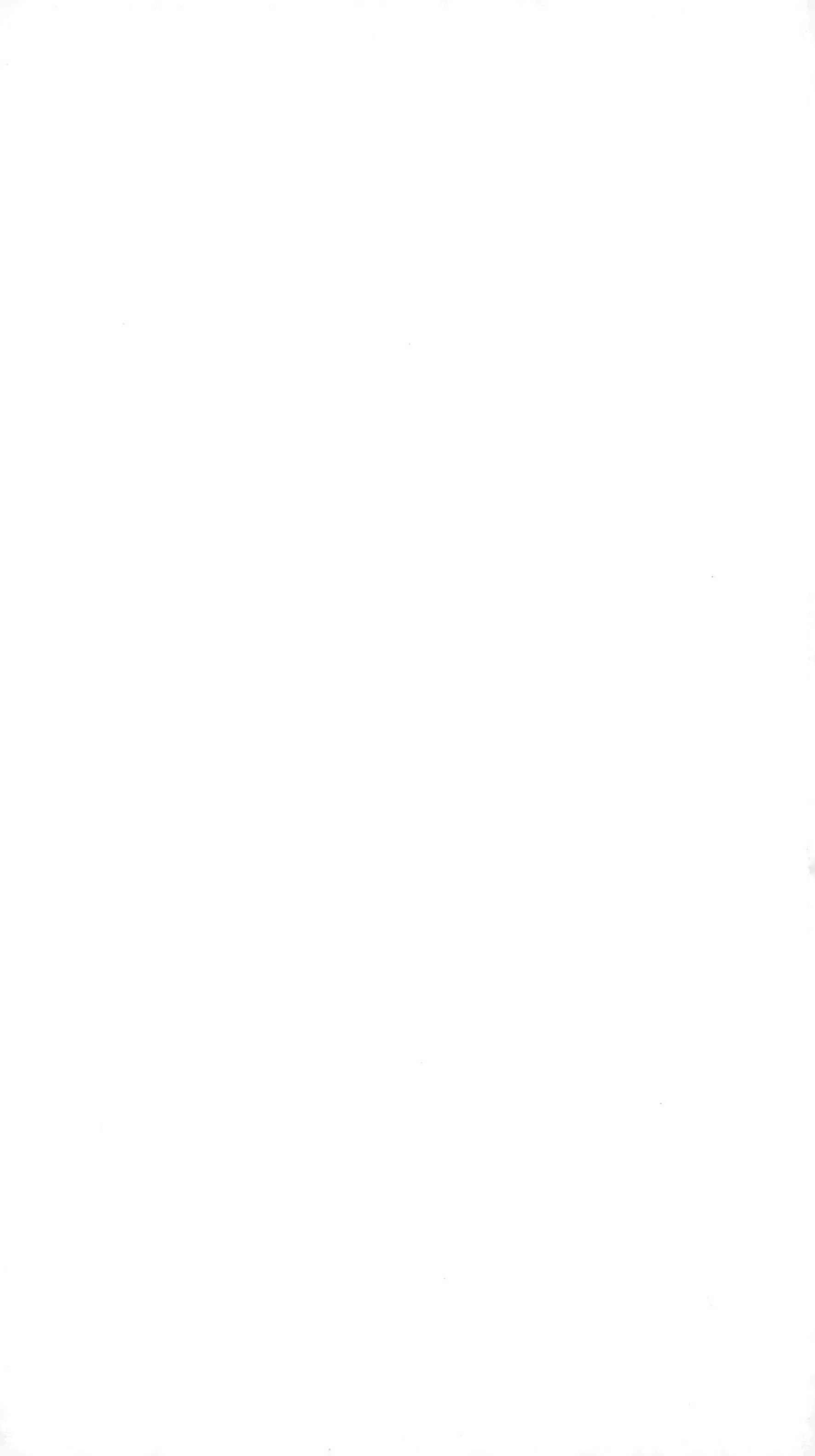

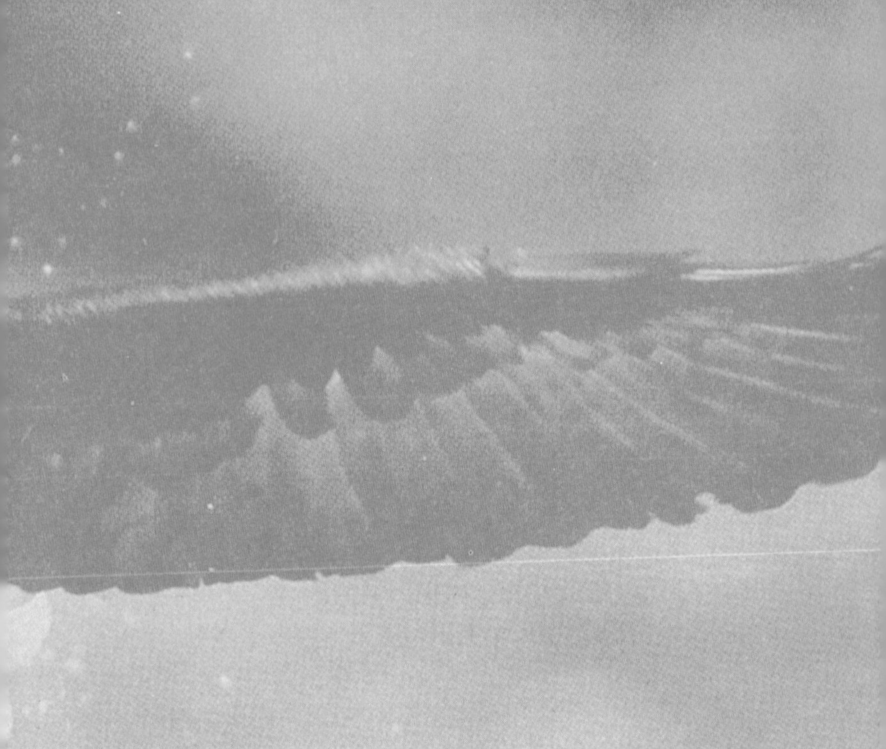